Die Angst vor Krankheit verstehen und überwinden

Hans Morschitzky / Thomas Hartl

Die Angst vor Krankheit verstehen und überwinden

Patmos Verlag

Wichtiger Hinweis:
Die in diesem Buch enthaltenen Informationen, Hinweise und Übungen wurden nach bestem Wissen der Autoren erstellt und sorgfältig geprüft. Sie ersetzen jedoch nicht den persönlich eingeholten (psycho-)therapeutischen oder medizinischen Rat. Verlag und Autoren können für Irrtümer oder etwaige Schäden, die aus der Anwendung der dargestellten Informationen, Hinweise oder Übungen resultieren, keine Haftung übernehmen. Deren Nutzung bzw. Durchführung erfolgt auf eigene Verantwortung der Leserinnen und Leser.

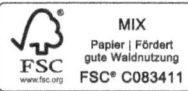
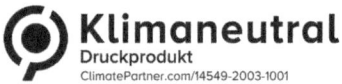

Die Verlagsgruppe Patmos ist sich ihrer Verantwortung gegenüber unserer Umwelt bewusst. Wir folgen dem Prinzip der Nachhaltigkeit und streben den Einklang von wirtschaftlicher Entwicklung, sozialer Sicherheit und Erhaltung unserer natürlichen Lebensgrundlagen an. Näheres zur Nachhaltigkeitsstrategie der Verlagsgruppe Patmos auf unserer Website www.verlagsgruppe-patmos.de/nachhaltig-gut-leben

Bibliografische Information der Deutschen Nationalbibliothek
Die Deutsche Nationalbibliothek verzeichnet diese Publikation
in der Deutschen Nationalbibliografie; detaillierte bibliografische Daten
sind im Internet über http://dnb.d-nb.de abrufbar.

6. Auflage 2023
Alle Rechte vorbehalten
© 2012 Patmos Verlag
Verlagsgruppe Patmos in der Schwabenverlag AG, Ostfildern
www.verlagsgruppe-patmos.de
Neuausgabe des 2009 im Kreuz Verlag erschienenen Titels
Die Angst vor Krankheit verstehen und bewältigen

Umschlaggestaltung: Finken & Bumiller, Stuttgart
Druck: CPI books GmbH, Leck
Hergestellt in Deutschland
ISBN 978-3-8436-0153-5 (Print)
ISBN 978-3-8436-0283-9 (eBook)

Inhalt

Vorwort

Wir wünschen einander zu vielen Gelegenheiten alles Gute, vor allem auch Gesundheit – zu jedem Geburtstag, zu jedem Jahresbeginn, selbst bei jedem Niesen. Gesundheit ist für jeden Menschen ein zentrales Thema. Mittlerweile hat sich eine ganze Industrie rund um die Gesundheit angesiedelt. Schlagworte wie Wellness, Fitness und biologische Ernährung drücken den zunehmenden Stellenwert eines gesunden Lebens aus. Selbst die Krankenkassen bezeichnen sich immer häufiger als Gesundheitszentren. Dennoch: Eine mögliche Krankheit bleibt eine ständige Gefährdung unseres Wohlbefindens und unseres Lebens.

Angst ist die Reaktion auf eine wahrgenommene Gefahr. Ängste sind umso größer, je bedrohlicher bestimmte Situationen eingeschätzt werden. Das gilt auch für den Bereich der Gesundheit. Die meisten von uns beruhigen sich rasch wieder, wenn sie zunächst befürchten, schwer krank zu sein, und nach gründlicher medizinischer Untersuchung eine Entwarnung erhalten. Aber das Ausmaß der Sorge um die Gesundheit wird bei vielen Menschen so groß, dass diese Angst ihr Leben übermäßig beherrscht und die Lebensqualität erheblich beeinträchtigt.

Der Bereich der Krankheitsängste umfasst je nach Blickrichtung zwei unterschiedliche Symptomatiken: einerseits die Angst oder Überzeugung, bereits eine lebensgefährliche oder unheilbare Krankheit zu haben (Hypochondrie), andererseits die Befürchtung, eine gefährliche Krankheit in absehbarer Zeit zu bekommen (Krankheitsphobie). Die häufigsten Krankheitsängste beziehen sich auf Krebs, Schlaganfall, Herzinfarkt, schädliche Umwelteinflüsse und durch die Medien bekannt gewordene Krankheiten (Aids, Vogelgrippe). Hinter dem heutzutage oft anzutreffenden übertriebenen Gesundheitsverhalten (Fitnesskult, überängstliche Ernährungsgewohnheiten) können sich ebenfalls Krankheitsängste verbergen.

Hypochondrische Patienten bescheren dem Gesundheitssystem durch ihr ständiges Drängen auf ambulante und stationäre Untersuchungen oft höhere Kosten als viele körperlich kranke Personen. Krankheitsphobische Menschen dagegen neigen im Extremfall zu einer so starken Verdrängung ihrer Ängste, dass sie sinnvolle oder gar notwendige medizinische Untersuchungen vermeiden. Sie gefährden damit tatsächlich ihre Gesundheit und bekommen Krankheiten, die sie durch Kontrolluntersuchungen hätten vermeiden können. Unser Gesundheitssystem leidet unter einem medizinischen Paradoxon: Aus Angst vor Krankheit gehen die einen zu oft, die anderen zu spät zum Arzt.

Hypochondrische Patienten werden oft belächelt und als Simulanten, Mittelpunktsstreber oder Mimosen abqualifiziert, aber sie leiden wirklich unter ihrer Befürchtung oder Überzeugung, schwer krank zu sein. Mit Appellen an die Vernunft der Betroffenen kann man hypochondrische Befürchtungen nicht abstellen. Früher galt die Hypochondrie als chronische, kaum erfolgreich behandelbare psychische Störung. In den letzten 15 Jahren haben neue verhaltenstherapeutische Behandlungsmethoden begründete Hoffnungen auf wesentliche Besserung geweckt, aber sie sind sogar den meisten Fachleuten noch nicht bekannt, geschweige denn den Betroffenen.

Es gibt zahllose Veröffentlichungen über normale und krankhafte Ängste, aber noch kaum Selbsthilfe-Bücher über Krankheitsängste und Hypochondrie. Wir versuchen also erstmals, in diesem Umfang mit einem allgemein verständlichen Ratgeber die diagnostischen und therapeutischen Konzepte, die bisher nur einer kleinen Fachwelt vertraut sind, einer breiten Öffentlichkeit bekannt zu machen.

Im 1. Teil beschreiben wir die verschiedenen Gesichter normaler und krankhafter Krankheitsängste; wir veranschaulichen im 2. Teil deren Ursachen und Folgen und bieten im 3. Teil zahlreiche Hilfestellungen für Betroffene an, aber auch Ratschläge zum besseren Umgang mit diesen Patienten für deren Angehörige und Ärzte. Ein Buch kann in schweren Fällen eine Psychotherapie nicht ersetzen, diese aber gut vorbereiten oder verkürzen.

Wir wünschen allen von Krankheitsängsten geplagten Leserinnen und Lesern sowie deren Angehörigen, aber auch allen Fachleuten und sonstigen Interessierten eine gewinnbringende Lektüre.

Hans Morschitzky
Thomas Hartl

Teil I
Krankheitsängste – normale Sorge und krankhafte Angst um die Gesundheit

Das Ideal einer vollkommenen Gesundheit ist bloß wissenschaftlich interessant. Krankheit gehört zur Individualisierung.

Novalis

Krankheit ist eine Realität im Leben aller Menschen. Krankheitsängste gab es in der Geschichte schon immer, und sie sind in unserem Wellness- und Medizin-Zeitalter nicht weniger, sondern eher mehr geworden. Wie und wie oft Krankheitsängste auftreten, werden wir im ersten Teil dieses Buches darstellen und durch Beispiele zahlreicher Prominenter veranschaulichen. Krankheitsängste werden in der psychiatrischen Diagnostik in drei Varianten erfasst: Krankheitsphobie, Hypochondrie und hypochondrischer Wahn. Zehn typische Ausprägungen dieser Ängste werden wir anhand anschaulicher Beispiele vorführen.

Krankheit gehört zur Lebensrealität

Das Leben erinnert mich wirklich ein wenig an eine Krankheit, mit ihren Krisen und Ruhepausen, mit ihren täglichen Besserungen und Verschlechterungen. Im Gegensatz zu allen anderen Krankheiten ist das Leben immer tödlich.

Aus: »Zeno Cosini« von Italo Svevo

Krankheit ist unangenehm – eine Bedrohung des Lebens und des Wohlbefindens

Schwere Erkrankungen sind eine unangenehme Erfahrung, die keiner von uns freiwillig machen möchte. Sie bleiben trotz der Fortschritte der Medizin eine Geißel der Menschheit. Früher hat man sie häufig religiös als Strafe Gottes interpretiert, um sie erträglicher und verständlicher zu machen, und von den Betroffenen wurden sie als Buße für ihr moralisch verwerfliches Leben angenommen. Heute wird Krankheit aus psychotherapeutischer oder esoterischer Sicht oft als Chance zur Veränderung interpretiert und als Möglichkeit gesehen, im Leben andere Werte zu erkennen als nur Leistung und Lebensgenuss. Aber sind wir ehrlich: Lieber würden wir auf jede Beeinträchtigung unserer Gesundheit verzichten, als im Nachhinein darüber nachzudenken, was wir daraus lernen könnten.

Krankheiten werden auf der Grundlage anerkannter Diagnosen beschrieben, die meist auf statistisch definierte Normwerte zurückgehen. Doch nicht immer gelten bei körperlichen und psychischen Auffälligkeiten alle Abweichungen von der Norm als krankheitswertig. Die entscheidende Frage lautet: Wer bestimmt, was normal oder anormal, gesund oder krank ist? Was den einen Menschen krank und arbeitsunfähig macht, kann einen anderen völlig gleichgültig lassen. Die Begriffe Krankheit und Gesundheit werden je nach Zeit, Kultur, Person und medizinischem Kenntnisstand unterschiedlich definiert. Was früher als unbedenklich eingeschätzt wurde, kann schon morgen aufgrund des Fortschritts der Medizin als neue Krankheit definiert werden.

Kritiker des Gesundheitssystems behaupten nicht zu Unrecht, dass mit jeder Aktualisierung der modernen Diagnoseschemata die Zahl der Krankheiten schlagartig ansteigt. Trotz im Detail unterschiedlicher Sichtweisen sind sich alle darin einig: Die Kategorien von Gesundheit und Krankheit unterliegen bestimmten Bewertungen; beide Zustände stellen jeweils den Endpunkt eines Kontinuums dar.

Wie beurteilen Sie Ihren heutigen Gesundheitszustand? Fühlen Sie sich gesund oder krank? Fühlen Sie sich krank, obwohl kein Arzt etwas Auffälliges feststellen kann? Oder fühlen Sie sich gesund, weil Sie die Symptome von bestimmten Krankheiten wie Diabetes II oder Bluthochdruck nicht spüren? Leben Sie seit einiger Zeit so ungesund, dass Sie sich am Rande einer Krankheit befinden? Welches Bestreben steht bei Ihnen im Vordergrund: auf keinen Fall krank zu werden oder möglichst gesund zu leben? Was verstehen Sie eigentlich unter »Krankheit« und was unter »Gesundheit«? Selbst Fachleute sind sich diesbezüglich nicht einig und haben dafür unterschiedliche Definitionen entwickelt – von einem recht weiten bis zu einem stark eingeengten Begriffsfeld.

Im Sozialrecht wird *Krankheit* sehr eng als regelwidriger Körper- oder Geisteszustand definiert, der eine Krankenbehandlung erfordert. Im Gegensatz zum Gebrechen, das einen nicht mehr beeinflussbaren Ausfall normaler Körperfunktionen darstellt, ist Krankheit ein Zustand, der durch therapeutische Mittel positiv zu beeinflussen ist, also geheilt oder gelindert werden kann. Seit Anfang der 1990er-Jahre ist in Deutschland und Österreich im Bereich der Sozialversicherung die psychotherapeutische Tätigkeit der ärztlichen Heilkunde gleichgestellt; auch eine Psychotherapie ist demnach eine Pflichtleistung der Krankenkassen.

Eine sozialrechtliche Definition von Krankheit ist notwendig, um den Leistungsbereich der Krankenkassen abzugrenzen. Körperliche Befindlichkeitsstörungen ohne erheblichen Organbefund und psychisches Unwohlsein wie Angst, Traurigkeit oder Burn-out gelten erst dann als krankheitswertig, wenn die Betroffenen stark darunter leiden und in ihrer beruflichen, sozialen oder sonstigen Funktionsfähigkeit deutlich beeinträchtigt sind.

»Krankheit« wird im traditionellen medizinischen Denken mit dem Begriff Störung gleichgesetzt. *Gesundheit* gilt demnach als Störungsfreiheit, als Freisein von körperlichen und psychischen Erkrankungen. Aber diese Definitionen vernachlässigen das subjektive Befinden des Einzelnen, das in Bezug auf das Krankheitserleben oft mehr zählt als das nach Expertenauffassung definierte Störungsausmaß. Dieser Aspekt kommt im Englischen in der Unterscheidung zwischen objektiver Krankheit *(disease)* und subjektiv erlebtem Kranksein *(illness)* zum Ausdruck. Wenn Sie sich körperlich mies fühlen, geht es Ihnen auch nicht besser, wenn Ihnen Ihr Arzt völlige Gesundheit nach medizinischen Kriterien attestiert.

Das Gegenteil von Krankheit, nämlich Gesundheit, ist noch schwerer zu definieren. Gesundheit ist mehr als nur die Abwesenheit von Krankheit. Gesundheit umfasst die Aspekte körperliche Fitness, seelisches und soziales Wohlbefinden sowie Leistungsfähigkeit im Sinne der Erfüllung von Rollen und Aufgaben, wie sie das Leben an uns stellt. Psychisch gesund sind wir, in Anlehnung an Sigmund Freud, dann, wenn wir arbeits-, liebes- und genussfähig sind. Wie viele dieser drei Kriterien erfüllen Sie?

Gesundheit als Wohlbefinden kann so weit definiert werden, dass es fast keine gesunden Menschen mehr gibt. Die *Weltgesundheitsorganisation (WHO)* beschrieb bald nach der Katastrophe des Zweiten Weltkriegs das Idealbild von Gesundheit: »Gesundheit ist ein Zustand des vollständigen körperlichen, geistigen und sozialen Wohlbefindens und nicht nur das Fehlen von Krankheit oder Gebrechen.« Zu Recht wird hier der Begriff Gesundheit nicht auf den körperlichen Zustand eingeengt, sondern auf das geistig-psychische Wohlbefinden ausgedehnt, doch durch die Ausweitung auf das soziale Wohlbefinden können auch Menschen in Beziehungskrisen, Arbeitskonflikten oder ökonomisch angespannten Situationen als »krank« bezeichnet werden. So gut die WHO-Definition gemeint ist – wer von uns würde sich demnach als »völlig gesund« bezeichnen?

12

Das internationale Diagnoseschema ICD-10 der Weltgesundheitsorganisation stellt inzwischen klar: Ein Burn-out und andere psychosoziale Belastungen gelten noch nicht als Krankheit, sondern nur als Faktoren, die den Gesundheitszustand beeinflussen und zur Inanspruchnahme von Gesundheitsdiensten führen. Sicher ist: Eine möglichst weite Definition von Gesundheit erlaubt fast jedem Menschen, sich als krank zu bezeichnen – und ist gleichzeitig auch die Grundlage der modernen »Gesundheitsindustrie«. Verschiedene Parteien sind sehr an einem möglichst weiten Gesundheitsbegriff interessiert, weil sie auf diese Weise am besten ihre wirtschaftlichen Ziele in Richtung auf mehr Umsatz verwirklichen können.

Übersteigerte Krankheitsängste und Krankheitsverleugnung – zwei ungünstige Bewältigungsstile

In der Medizin besteht eine paradoxe Situation: Viele selbst ernannte Patienten sind gar nicht körperlich krank und viele objektiv Kranke sind gar keine Patienten in dem Sinn, dass sie zum Arzt gehen würden. Pointiert formuliert gibt es »kranke Gesunde« und »gesunde Kranke«. Während sich die einen gegen die Unterstellung der Ärzte wehren, dass sie »nichts haben«, nur weil diese nichts finden, möchten die anderen auf keinen Fall, dass bei ihnen etwas Krankhaftes entdeckt wird, und gehen daher gleich gar nicht erst zum Arzt. Die einen sind oft (aber nicht immer) krankheitsängstlich, die anderen dagegen krankheitsphobisch-vermeidend bzw. sogar kontraphobisch, d. h. jede Angst betont überspielend.

Kranke Gesunde leiden unter der Diskrepanz zwischen Befund und Befinden. Sie fühlen sich krank, obwohl sie aus fachärztlicher Sicht gesund sind. Ihre Symptome haben keine oder keine erheblichen organischen Ursachen. Personen mit nichtorganischen, früher »funktionell« oder »psychogen«, nunmehr »somatoform« genannten körperlichen Beschwerden klagen bei einem medizinischen Zustand »o. B.« (ohne Befund) über ein subjektiv schlechtes Befinden. Es handelt sich dabei keineswegs um »eingebildete Kranke«, sondern um Menschen, die aufgrund ihres Krankheitsverhaltens, also ihres falschen Umgangs mit den subjektiv als sehr belastend erlebten Beschwerden, zahlreiche Beeinträchtigungen entwickeln, bis hin zu längeren Krankenständen und Arbeitsunfähigkeit. Krank machend sind hier nicht die Krankheitssymptome an sich, sondern es ist vielmehr die Art des Krankheitsverhaltens.

Nur ein Teil der Betroffenen – die Gruppe der so genannten »Hypochonder« – weist Krankheitsängste in dem Sinn auf, dass sie weniger unter den Symptomen an sich leiden als vielmehr unter ihren Befürchtungen hinsichtlich der vermeintlichen Folgen der Beschwerden. Diese Personen werden im wahrsten Sinn des Wortes krank vor Sorgen um ihre Gesundheit. Ihre Gedanken kreisen ständig um eine befürchtete schwere Krankheit. Ihr Vertrauen in die Selbstverständlichkeit der körperlichen und geistig-seelischen Funktionsabläufe ist verloren gegangen. Sie suchen ihren Körper ständig in überängstlich-quälender Selbstbeobachtung nach vermeintlichen Krankheitszeichen ab und interpretieren jede kleine Veränderung als Ausdruck einer lebensgefährlichen Entwicklung. Jedes noch so harmlose Symptom, jeder noch so leichte Schmerz könnte Vorbote einer tödlichen Erkrankung sein. Das Herz klopft oder rast, der Blutdruck steigt – schon droht ein Herzinfarkt. Aus harmlosen Leberflecken oder Pusteln könnte ein Hautkrebs entstehen. Magenbeschwerden könnten auf Magenkrebs hindeuten, leichtes Unwohlsein und Müdigkeit eine Leukämie offenbaren. Ein Schwindelgefühl oder ein gelegentliches Pochen im Kopf macht sich bemerkbar – ist das nicht ein Zeichen für einen Gehirntumor? Zuerst regt sich nur der leise Verdacht: »Das könnte Krebs sein.« Die ständige ängstlich-zwanghafte körperliche Selbstbeobachtung führt schließlich zur Überzeugung: »Das ist Krebs« – und schon wird ein Arzt benötigt wie bei einem Notfallpatienten.

Die Betroffenen erhoffen zwar negative Befunde, können aber die beruhigenden Worte des Arztes – wenn überhaupt – nur kurzfristig glauben, sodass weitere Untersuchungen bei »besseren« Ärzten notwendig erscheinen. Die Odyssee von einem Arzt zum anderen wird von den Fachleuten als *Doctor-Shopping* bezeichnet. Es ist kaum übertrieben: Viele hypochondrische Patienten sind den ganzen Tag damit beschäftigt, dem Tod zu entrinnen und den aufgesuchten Ärzten zu beweisen, dass sie nicht so gesund sind, wie diese glauben.

In leichter Form oder vorübergehend kann jeder von uns unter Krankheitsängsten leiden. Aber krankheitsängstliche Menschen können mit dem unauflösbaren Restrisiko der ernsthaften Gefährdung ihrer Gesundheit nicht umgehen. Bei ängstlicher Erwartung von Krankheiten kann schon die Erwähnung einer Krankheit und der typischen Symptome bestimmte Beschwerden hervorrufen. Kennen Sie das aus eigener Erfahrung? Die Zuschauersekretariate der Fernsehredaktionen und die Hausärzte wissen ein Lied davon zu singen. In den Tagen nach der Ausstrahlung einer Sendung über Darmkrebs oder Vogelgrippe melden sich auffällig viele Menschen, die befürchten, genau an dieser Erkrankung zu leiden. Auch Medizinstudenten neigen dazu, alle Symptome bei sich selbst zu entdecken, die gerade in der aktuellen Vorlesung zur Sprache kommen. Krankhafte Angst vor Krankheit, die im Mittelpunkt dieses Buches steht, ist allerdings nur dann gegeben, wenn die Betroffenen anhaltend so stark darunter leiden, dass die berufliche, soziale und sonstige Funktionsfähigkeit beeinträchtigt ist.

Gesunde Kranke sind aus medizinischer Sicht wirklich krank. Sie wissen jedoch von ihrer Krankheit nichts, weil sie entweder lange Zeit keine Symptome verspüren (bei Krankheiten wie etwa arterielle Hypertonie oder Diabetes II), oder sie wollen es gar nicht wissen, dass bestimmte durchaus wahrgenommene Symptome Ausdruck ernsthafter Krankheiten sein können (ständige Erschöpfung als Anzeichen von Leukämie, Potenzprobleme als Frühwarnsymptome für Gefäßverengungen, Kopfschmerzen als Zeichen eines Tumors). Ihr Motto ist entweder »Zähne zusammenbeißen und durch« oder »Es kann nicht sein, was nicht sein darf«. Ähnlich wie bei Krankheitsängsten über einen kürzeren Zeitraum ist gegen eine kurzfristige Verdrängung von unangenehmen, neu aufgetretenen Körpersymptomen, wie etwa Kopf- oder Rückenschmerzen, nichts einzuwenden, solange daraus keine ernsthafte gesundheitliche Gefährdung resultiert. Wenn die Verleugnung und aktive Vermeidung von Inhalten wie Krankheit, Behinderung oder Tod jedoch zu einem bestimmenden Teil des Lebens geworden sind, spricht man von *Krankheitsverleugnung,* die in bestimmten Fällen durchaus gefährlich sein kann. Krankheitsverleugnung und mangelnde Gesundheitsvorsorge sind vor allem bei Männern ein großes Problem. Männer wollen oder müssen aufgrund ihrer Sozialisation einfach »stark sein«.

Die meisten Menschen wissen um die Anzeichen eines Herzinfarkts, dennoch wartet die Hälfte aller Patienten mit typischen Symptomen viel zu lange, bis sie den Notarzt ruft oder zum Arzt geht. Krankheitsverleugnung ist Ausdruck der Unfähigkeit, mit Krankheit, Schwäche, Behinderung und Tod angemessen umzugehen. In zunehmendem Maße ist sie aber auch die Folge der Angst vor einem Arbeitsplatzverlust bei längerer Krankheit oder der tatsächlichen Diskriminierung aufgrund von Krankheit in vielen Firmen. Viele Arbeitnehmer stehen unter großem beruflichen Druck und haben »keine Zeit« für Krankheit. Sie sind aber nicht so gesund, wie die immer weiter sinkenden Krankenstandsraten nahelegen. Dies gilt gerade für ältere Arbeitnehmer, die aus Sorge um den Arbeitsplatz vorhandene Krankheitszeichen verharmlosen. Andere Arbeitende identifizieren sich so sehr mit ihrem Beruf, dass sie im Interesse der Firma nicht einmal Krankheit als Grund des Fernbleibens vom Arbeitsplatz akzeptieren können.

Experten halten es für wahrscheinlich, dass künftige Erkrankungen ihre Ursache darin haben, dass heutzutage Krankheiten von Arbeitnehmern und Arbeitgebern ganz einfach verleugnet werden. Weil Krankheiten heutzutage immer häufiger verdrängt statt auskuriert werden, gilt die Krankheitsverleugnung als großes Gesundheitsrisiko der Zukunft.

»Kranke Gesunde« und »gesunde Kranke« weisen aus unterschiedlichen Gründen ein unangemessenes Krankheitsverhalten auf, das einen erheblichen Kostenfaktor für die Volkswirtschaft darstellt. Sie gehen zu viel oder zu wenig zu Ärzten, d. h. sie sind übermäßig oder zu wenig um ihre Gesundheit besorgt. Während die einen häufig von übertriebenen Krankheitsängsten überflutet werden und ständig neue, immer kostenaufwändigere Untersuchungen beanspruchen, herrscht bei den anderen eine so strikte Krankheitsverleugnung vor, dass diese später im Fall einer tatsächlichen Erkrankung viel höhere Kosten verursacht als viele Vorsorgeuntersuchungen – ganz abgesehen von den persönlichen Folgen einer ernsthaften Krankheit.

Krankheitsängste einst und jetzt

> *Ob schlafend oder wachend, er wird immer von den Geistern seiner Ängste heimgesucht. Wach macht er keinen Gebrauch von seinem Verstand, schlafend genießt er kein Nachlassen seiner Sorgen …, findet er kein Entkommen von den vermeintlichen Schrecken.*
> *Plutarch (1. Jahrhundert n. Chr.)*
> *über den Hypochonder*

Anhaltende Krankheitsängste werden gewöhnlich als *Hypochondrie* bezeichnet. Der Begriff hat im Laufe der Geschichte allerdings einen großen Bedeutungswandel erlebt. Hätten Sie gewusst, dass man mit »Hypochondrie« früher eine ganz normale körperliche Krankheit mit körperlichen Symptomen bezeichnet hat und nicht nur eine krankhafte

Angst vor Krankheit? Von der griechischen Antike bis zum 17. Jahrhundert betrachtete man die Hypochondrie als körperliche Erkrankung mit Symptomen im Oberbauch-Bereich, die man heute der Inneren Medizin zuweisen würde. Im 17. Jahrhundert erlebte der Hypochondrie-Begriff eine solche Bedeutungsausweitung, dass man darunter eine Mischung aus körperlichen und emotionalen Aspekten verstand, die dem späteren Verständnis einer *somatisierten Depression* nahekommt. Seit dem 18. Jahrhundert galt die Hypochondrie als Nervenkrankheit im Sinne einer Erkrankung des Zentralnervensystems, die man heute dem Neurologen zur Behandlung übertragen würde. Gegen Ende des 19. Jahrhunderts festigte sich das Verständnis der Hypochondrie als Störung des Geistes, sodass man die Betroffenen für irgendwie geistig krank hielt und sie zu psychiatrischen Patienten erklärte. Mit der Zuordnung der Hypochondrie zu den somatoformen Störungen, also zu den körperlichen Funktionsstörungen, gegen Ende des 20. Jahrhunderts, wurden zum ersten Mal psychosomatische Gesichtspunkte stärker beachtet. Nach dem neuesten Verständnis, das sich bis jetzt noch nicht in den modernen Diagnoseschemata widerspiegelt, gelten Krankheitsängste als eine spezielle Form der Angststörungen.

Vom *hypochondrion* zum Hypochonder – Körperregionen als Ausgangspunkt von Krankheitsängsten

Die Bezeichnung »Hypochondrie« geht auf das griechische Wort *hypochondrion* zurück, mit dem man in der klassischen Antike den oberen Teil des Bauches unter dem Rippenknorpel bezeichnete. *Hypochondrion* ist zusammengesetzt aus *hypo* (unter) und *chondros* (Knorpel oder falsche Rippen), bezeichnet also die Gegend unter den Rippenknorpeln. Unter dem rechten *hypochondrion* verstand man den Bereich von Leber und Galle, unter dem linken die Milz, dazwischen lokalisierte man den Magen und den ganzen übrigen Verdauungsapparat. Die Hypochondrie wurde als Krankheit mit Sitz in den Verdauungsorganen gesehen.

Im 2. Jahrhundert n. Chr. entstand der Begriff *Morbus hypochondriacus* als eine Erkrankung der Organe im *hypochondrion*, die mit Oberbauchbeschwerden, d. h. mit Magenbeschwerden (Verdauungsstörungen, Blähungen, saurem Aufstoßen), einhergehe, begleitet von seelischen Störungen wie Furcht und Traurigkeit. Die Beschwerden im *hypochondrion* wurden mit der Melancholie, also mit der Depression, assoziiert. Der Oberbauch galt gleichsam als seelisches Zentrum des Menschen.

Die Milz im linken *hypochondrion* produziert nach griechisch-antiker Vorstellung die schwarze Galle. Nach der damaligen Säftelehre führt eine Überschwemmung des Körpers mit schwarzer Galle zur Melancholie. Der Begriff *melancholia* ist zusammengesetzt aus den Worten *melas* (schwarz) und *chole* (Galle). Im Laufe der Jahrhunderte beschrieb man zahlreiche melancholische Beschwerden und betrachtete die Hypochondrie als eine Unterform der Melancholie, aber auch als das männliche Gegenstück zur Hysterie. So wie die Hysterie der Frauen angeblich durch die Gebärmutter (altgriechisch: *hystera)* verursacht werde, sei die hypochondrische Melancholie der Männer durch die Milz bedingt. Diese Erklärung körperlicher Schwächezustände bei Männern spiegelt sich auch in der englischen Sprache bis ins 17. Jahrhundert wider, wo entsprechende Zustände als *spleen* (englisch für »Milz«) bezeichnet wurden.

Die Entwicklung hypochondrischer Symptome bei Männern wurde früher mit sexueller Abstinenz erklärt, weshalb der Geschlechtsverkehr als Mittel zur Besserung empfohlen wurde. Ähnliche Ratschläge erhielten kinderlose Frauen mit nichtorganischen, früher so genannten »hysterischen« Symptomen. Das altgriechische Hypochondrie-Verständnis wurde in der ersten Hälfte des 17. Jahrhunderts aufgegeben, als man erkannte, dass die Theorie von der schwarzen Galle als Ursache der Melancholie unhaltbar war.

Seit dem 17. Jahrhundert wurde die Hypochondrie als depressive Störung mit körperlichen Symptomen betrachtet, die mit Verdauungsstörungen und vagen, ziehenden Schmerzen einhergehe. Die Hypochondrie umfasste nun auch Symptome, die früher der Melancholie zugeordnet wurden: vegetative Störungen, vor allem Magen-Darm- und Herz-Kreislaufbeschwerden, aber auch seelische Auffälligkeiten wie traurige Verstimmtheit und Zerstreutheit. Man beschrieb – gleichsam als Vorläufer der »somatisierten Depression« – eine *hypochondrische Melancholie* mit Symptomen wie Völlegefühl, Aufstoßen, stechendem Schmerz, Blähungen und Rumoren im Darm, starken Verspannungen, Erstickungsgefühlen, Herzrasen, Schweregefühl des Herzens, Klingen in den Ohren und Schwitzen am ganzen Körper. Die Hypochondrie galt als Zeichen höherer geistiger Veranlagung, war als Zivilisations- und Modekrankheit vor allem in England weit verbreitet und wurde als »englische Krankheit« bezeichnet. Schließlich stieg sie zur meistdiagnostizierten Krankheit in Europa auf.

Von der körperlichen Krankheit zur psychischen Störung – die Hypochondrie als Störung des Geistes

Der Symptomkomplex der Hypochondrie wurde im Laufe der Zeit immer umfangreicher und die Abgrenzung zu anderen körperlichen und seelischen Krankheiten immer schwieriger, sodass man im frühen 18. Jahrhundert die Bezeichnung *spleen* als eine Art von exzentrischem Verhalten vorschlug, um die nervöse Genese zu betonen. Aus der Säftelehre und Gemütskrankheit des Altertums entwickelte sich gegen Ende des 17. Jahrhunderts sowie im 18. Jahrhundert das Verständnis der Hypochondrie als Nervenkrankheit; man sah die Ursache der Hypochondrie und auch der Hysterie nicht mehr im Bauchraum, sondern im Gehirn, vor allem in einer Schwäche des Nervensystems. Einzelne Ärzte erkannten den psychischen Mechanismus der Krankheitsentstehung. Schreckliche Gedanken und Vorstellungen schadeten demnach im Laufe der Zeit dem Gehirn und dem Körper mit schmerzhaften Empfindungen. Das spätere Verständnis der Hypochondrie als krankhafte Angst vor Krankheiten kündigte sich schon im 18. Jahrhundert an.

Gegen Ende des 18. Jahrhunderts war die Hypochondrie so weit verbreitet, dass man meinte, jeder Mensch könne darunter leiden. Eine Hypochondrie könne – wie Fieber, Gicht oder andere Krankheiten – jeder Mensch bekommen, vom klügsten bis zum dümmsten. Man erkannte, dass die Hypochondrie nicht nur im Bürgertum und beim Adel weit verbreitet war, sondern sich auch auf die Unterschicht, auf die neu entstandene Arbeiterklasse, ausgedehnt hatte. Eine Hypochondrie konnten nicht nur reiche Leute in Zusammenhang mit ihrer Lebensweise (reichhaltige Ernährung, Beschäftigung mit geistigen Dingen, Langeweile, Sensibilität) bekommen, sondern auch Arme im Rahmen ihrer Lebensumstände (drückende Armut, ungesunde Lebensweise, fehlende Bildung, soziale Isolation in den neu entstandenen Städten). Die Hypochondrie war – im Gegensatz zu heute – zu einer Modekrankheit geworden.

Als die Hypochonder immer zahlreicher ins Krankenhaus drängten, erhob sich die Frage nach der richtigen Behandlung. Ein schottischer Arzt meinte am Ende des 18. Jahrhunderts, als er einen Hypochonder aus der Unterschicht behandeln musste, dass ein Krankenhaus ein ungeeigneter Ort für den Hypochonder sei, weil er hier zu viel Zeit habe, über seine Beschwerden zu grübeln. Hypochonder übernähmen zudem von ihren Mitpatienten, die unter wirklichen Krankheiten litten, durch reine Beobachtung die Symptome der anderen und fingen auch an, unter allen möglichen anderen Symptomen zu leiden, von denen sie hörten. Die beste Therapie sei die Ertüchtigung von Seele und Körper. Es sei besser, wenn ein Hypochonder wieder zu seiner früheren Tätigkeit zurückkehre, statt eine stationäre Behandlung zu erhalten.

Bis zur ersten Hälfte des 19. Jahrhunderts wurde die Hypochondrie als überwiegend vererbt und körperlich begründet angesehen, was den Betroffenen alle Schuld abnahm. Als körperlich Kranke konnten sie nichts für ihre Symptomatik. Wenn die Ärzte schon nicht helfen konnten, durfte man wenigstens deren Mitgefühl erwarten. Im Laufe der Zeit erhielt die Hypochondrie als körperlich bedingte Störung jedoch eine neue Bedeutung im Sinne einer moralisch zu bewertenden Symptomatik. Die anhaltenden Klagen der Hypochonder drückten Selbstmitleid und Zweckdienlichkeit und somit moralische Schwäche aus. Im Jahr 1822 bezeichnete ein französischer Arzt die Hypochondrie als moralische Schwäche und geistige Störung und sah die Ursache für die Hypochondrie nicht mehr in der Milz, sondern in moralischen und intellektuellen Defiziten.

Im 19. Jahrhundert wurde die Hypochondrie immer stärker mit emotionalen Aspekten statt mit körperlichen Faktoren in Verbindung gebracht. Als überwiegend psychische Störung wurde sie bald mit abwertenden Begriffen beschrieben. Die Bewertung der Hypochondrie als seelische Störung oder sogar als minder schwere Geisteskrankheit führte schließlich dazu, dass das Studium der körperlichen Symptome der Hypochondrie im Laufe des 19. Jahrhunderts zum Stillstand kam. Die Sichtweise, dass die hypochondrischen Symptome nicht durch den Körper, sondern durch den Geist ausgelöst würden, bedeutete einerseits, dass Hypochonder als irgendwie geisteskrank einzuschätzen seien, und andererseits, dass Ärzte, die in der streng naturwissenschaftlich orientierten Medizin der zweiten Hälfte des 19. Jahrhunderts ausgebildet waren, eher bei »wirklichen« körperlichen Krankheiten, wie etwa bei den ansteckenden Krankheiten, deren Erreger man gefunden hatte, medizinische Erfolge feiern konnten als bei geistig-körperlichen Mischsymptomen ohne klare organische Ursachen.

Was früher als Hypochondrie bezeichnet wurde, hat man in den letzten Jahrzehnten des 19. Jahrhunderts durch den Terminus *Neurasthenie* ersetzt, der einen stärkeren Bezug zum körperlichen Geschehen herstellte. Der Hypochondrie-Begriff wurde dadurch bedeutungsleer. Es kam zu einem Bedeutungswandel der Begriffe: Die körperlichen Symptome der Hypochondrie wurden zur Neurasthenie, die kognitiven Symptome

(Krankheitsangst) zur *Nosophobie*, also zur krankhaften Angst vor Krankheiten (griechisch *nosos* = Krankheit). Die Nosophobie als rein gedankliche Störung verlor ihren Stellenwert als eigenständige Krankheit und wurde auf ein Zustandsbild reduziert, das bei allen möglichen Krankheiten auftreten könne und nichts über die Ursachen der Erkrankung aussage.

Der Begriff Hypochondrie erfuhr also im Laufe der Medizingeschichte zahlreiche Änderungen:

* In der Antike wurde die Hypochondrie als körperliches Geschehen verstanden.
* Im 17. Jahrhundert übernahm die Hypochondrie mit der Abtrennung von der Melancholie die Merkmale der Depression.
* Im 18. Jahrhundert war die Hypochondrie ein eigenständiges Krankheitsbild, das körperliche und psychische Symptome umfasste.
* In der zweiten Hälfte des 19. Jahrhunderts wurde die Hypochondrie zu einer geistigen Störung, zur Nosophobie, und damit zur Begleitkrankheit bei anderen psychischen Störungen, während der bisherige Inhalt der Hypochondrie durch die Bezeichnung »Neurasthenie« abgedeckt wurde.
* Mit Beginn des 20. Jahrhunderts vollzog sich fortschreitend ein Bedeutungswandel für Hypochondrie von einer eigenständigen Krankheit zu einem Aspekt verschiedener Krankheiten oder zu einem sogenannten »Zustandsbild«.

Sigmund Freud, der Begründer der modernen Psychotherapie, meinte im Rahmen seiner Überlegungen zum Narzissmus, dass der Hypochonder seine Interessen und seine Libido von den Objekten der äußeren Welt abziehe und die ganze Aufmerksamkeit auf seine Organe richte. Bei der Hypochondrie wende sich die Libido nicht mehr äußeren Objekten zu, sondern der eigenen Person. Freud stellte einen engen Zusammenhang zwischen Hypochondrie und Narzissmus her und beschrieb recht eindrucksvoll die Selbstbezogenheit des Hypochonders. Hypochondrische Symptome können nach Freud vor einer Depression oder einer Psychose schützen und von anderen Problemen ablenken. In der Psychoanalyse erlangte die Hypochondrie keine größere Bedeutung, verglichen mit dem Stellenwert der Hysterie.

Im ICD-9, dem bis zur Jahrtausendwende gültigen internationalen Diagnoseschema, wurde die Hypochondrie als *hypochondrische Neurose* bezeichnet, die durch die exzessive Beschäftigung mit der eigenen Gesundheit im Allgemeinen oder der Unversehrtheit und der Funktion von einzelnen Körperorganen oder (weniger häufig) des eigenen Verstandes charakterisiert sei. Im ICD-10 wurde die *hypochondrische Störung* als medizinisch nicht begründbare, aber dennoch hartnäckig anhaltende Überzeugung, an einer ernsthaften Krankheit zu leiden, definiert und den somatoformen Störungen zugeordnet.

Die Hypochondrie, die vor Jahrhunderten die »Würde« einer echten Krankheit hatte, wurde in der medizinischen Öffentlichkeit immer mehr belächelt und geriet in den Schatten wichtigerer Krankheiten. Erst in den letzten 20 Jahren zeigte sich ein zunehmendes Interesse der Forscher, Ärzte und Psychotherapeuten an dieser geheimnisvollen Krankheit, die darin besteht, dass man sich als Gesunder ständig schwer krank fühlt und sich auch nach dem Ausschluss schwerer körperlicher Störungen wie ein Kranker verhält.

Krankheitsängste im Wellness-Zeitalter

Die Schattenseiten des Gesundheitszeitalters – Krankheitsängste auf dem Vormarsch

Das 21. Jahrhundert wurde von verschiedenen Seiten bereits als »Gesundheitszeitalter« bezeichnet. Noch nie konnten die Menschen bei so guter Gesundheit so alt werden wie heutzutage. *Wellness* ist zum Schlagwort unserer Zeit geworden. Es setzt sich aus den englischen Wörtern *well-being* (Wohlbefinden) und *fitness* (Tauglichkeit, Gut-in-Form-Sein) zusammen. »Wellness« umfasst heutzutage folgende Bereiche:

* bewusste Bewegung in Form von regelmäßigen, individuell abgestimmten Bewegungsprogrammen,
* eher passive körperliche Therapien wie Sauna und Massage,
* in mentaler Hinsicht Entspannungs- und Stressmanagementmethoden wie Autogenes Training und Meditation,
* bewusster Umgang mit der Natur sowie mit Genussmitteln,
* bewusste Ernährung und ganzheitlicher Umgang mit Lebensmitteln.

Die Förderung des Gesundheitsverhaltens der Bevölkerung ist sicherlich ein wichtiges gesundheitspolitisches Anliegen. Allerdings gibt es heute in zunehmendem Maß auch unerfreuliche Auswüchse: Immer mehr Menschen fühlen sich erst dann gesund, wenn sie sich strengen Lebensregeln unterwerfen oder wenn ihnen der Ausschluss einer ernsthaften Krankheit mittels Hightech-Medizin garantiert wird. Das sind die Schattenseiten des Gesundheitszeitalters: Krankheitsthemen dominieren mehr denn je das Denken vieler Menschen.

Worunter Sie selbst auch leiden mögen, Sie müssen zugeben: So gesund wie heute waren die Menschen noch nie. Obwohl wir in den westlichen Industriegesellschaften viel älter werden als Menschen in den unterentwickelten Regionen der Erde, haben wir zunehmend Angst vor ernsthaften Krankheiten, die wir mit einem tödlichen Ausgang verbinden. Trotz der Verbesserung des Gesundheitszustandes und der viel höheren Lebenserwartung gegenüber früheren Zeiten nehmen die Gesundheitssorgen zu. Haben Sie schon einmal darüber nachgedacht, woran das liegen könnte? Fachleute führen dafür vier Ursachen an:

- Der medizinische Fortschritt hat zur Absenkung der Sterblichkeitsraten bei akuten Erkrankungen (Schlaganfall oder Herzinfarkt) und Infektionskrankheiten geführt, aber das Ausmaß chronischer und degenerativer Krankheiten erhöht (Häufung von degenerativen Wirbelsäulenbeschwerden, koronarer Herzkrankheit, Diabetes II, Krebs, Arthritis oder Alzheimer-Krankheit). Da wir älter werden als frühere Generationen, erhöht sich ganz einfach die Wahrscheinlichkeit, dass wir bestimmte Krankheiten bekommen, die im Alter häufiger auftreten, oder dass wir einen immer längeren Lebensabschnitt im Zustand einer chronischen Erkrankung oder Behinderung verbringen müssen. Es ist paradox – aber je erfolgreicher die Medizin ist, desto mehr chronisch kranke Menschen leben unter uns.

- Der rasante Fortschritt der Medizin und die zunehmende Durchdringung des Alltagslebens mit medizinischen Themen haben zu unrealistischen Erwartungen bezüglich der Erhaltung der Gesundheit und der Heilung von Krankheiten geführt. Je besser die medizinischen Behandlungsmöglichkeiten geworden sind, desto höher sind die Erwartungen an das Gesundheitssystem gestiegen. Solche Erwartungen führen dazu, dass viele Patienten schneller als früher mit dem behandelnden Arzt unzufrieden sind und zusätzlich auch noch weitere Ärzte aufsuchen.

- Das verstärkte Gesundheitsbewusstsein hat die Aufmerksamkeit der

Menschen in Bezug auf die Thematik von Gesundheit und Krankheit erhöht und das Gefühl, krank zu sein, begünstigt. Normale körperliche Missempfindungen und Symptome, wie etwa muskuläre Verspannung, Müdigkeit, Kopf- oder Magenschmerzen, werden schneller als früher als Signal für eine ernsthafte Krankheit betrachtet. Obwohl der medizinische Fortschritt und die Gesundheit der Bevölkerung weiter vorankommen, fühlen sich die Menschen nicht gesünder. Rund ein Drittel der Bevölkerung leidet unter körperlichen Beschwerden, für die es keine erkennbaren organischen Ursachen gibt. Der Zustrom zu alternativen oder komplementären medizinischen Behandlungsmethoden spiegelt die Unzufriedenheit mit der modernen Medizin wider, die vielen Menschen bei ihren Alltagsbeschwerden nicht weiterhelfen kann.

- Gesundheit als Wirtschaftsfaktor und zentrales Thema in den Medien hat in der Bevölkerung viel mehr Unsicherheit und Besorgtheit um den Gesundheitszustand bewirkt, weil man ständig vor Augen geführt bekommt, was man alles für seine Gesundheit tun sollte – und dennoch nicht tut. Die wahrgenommene Diskrepanz zwischen Ist- und Soll-Zustand des körperlichen Befindens verstärkt das Krankheitsgefühl.

Gesundheitswahn, Fitnesskult und Ernährungsstress – Gesundheitsstreben aus Krankheitsfurcht

Welchen Stellenwert nimmt Gesundheit in Ihrem Leben ein? Wie sehr achten Sie in Ihrem alltäglichen Verhalten auf Ihre Gesundheit? Wie geht es Ihnen mit der Flut von Informationen zur Verbesserung Ihres körperlichen Wohlbefindens? Haben Sie ein schlechtes Gewissen, dass Sie zu wenig Sport betreiben, sich zu ungesund ernähren, zu wenig auf Ihre Figur und Ihr Gewicht achten, zu selten zum Arzt gehen? Untersuchen Sie sich selbst zu viel oder zu wenig, soweit es Ihren Blutdruck oder Zuckerspiegel betrifft? Gehen Sie häufig oder nie zu Vorsorgeuntersuchungen? Planen Sie gerade eine Ernährungsumstellung, eine Gewichtsabnahme, eine Raucherentwöhnung, ohne dies dann tatsächlich zu tun? Vergleichen Sie sich ständig mit anderen? Können Sie die Dinge noch genießen oder haben Sie bei allem das ungute Gefühl, Ihren Körper zu schädigen? Kurz: Welchem Stress zur Erhaltung Ihrer Gesundheit setzen Sie sich in unserem Wellness-Zeitalter aus?

»Hauptsache gesund!« Dieser Wunsch drückt heute oft mehr aus als nur die verständliche Hoffnung, frei von Krankheiten zu bleiben. Dahinter steht die Auffassung, dass das Leben nicht mehr lebenswert wäre, wenn man schwer oder chronisch erkranken sollte. Gesundheit gilt in unserer Zeit nicht nur als hohes, sondern vielfach sogar als allerhöchstes Gut. Das Leben besteht für immer mehr Menschen nur noch aus dem irdischen Dasein, ohne die Hoffnung des Gläubigen auf ein »ewiges Leben« nach dem Tod. Angesichts dieser beschränkten Daseinsperspektive ist die Furcht vor lebensgefährlicher Erkrankung bzw. vor der Endgültigkeit des Todes eine verständliche Reaktion auf die existenzielle Bedrohung. Aber die Erfahrung zeigt, dass selbst Menschen, für die der Tod nur den Übergang in ein anderes Leben bedeutet, sich oft genauso davor fürchten wie andere, für die mit dem Tod »alles aus ist«.

Der gesellschaftliche Trend, wonach Gesundheit zum höchsten Lebensgut erklärt wird, hat in ökonomischer Hinsicht einen riesigen Markt geschaffen. Er wird von allen möglichen Anbietern besetzt, die den Menschen Hoffnung auf Gesundheit machen – aber nur, wenn sie die angebotenen Mittel und Methoden in Anspruch nehmen. Einem Laien fällt es oft sehr schwer zu beurteilen, welche Angebote tatsächlich medizinisch sinnvoll sind und welche Fitnessmethoden, Ernährungsvorschläge, Nahrungsergänzungsmittel, Tabletten, Kuren und »alternativen« Therapien von zweifelhafter Wirksamkeit sind.

Verschiedene Fachleute bezeichnen übertriebenes Gesundheitsstreben als Gesundheitswahn, ständige Gewichtsabnahme mit einseitigen Diäten als Diätwahn, übertriebenen Sport als Fitnesskult, übertriebenes Figurbewusstsein als Körperkult. Sie betrachten diese Tendenzen als Ersatzreligion in einer Welt, in der viele Menschen nicht oder kaum mehr in die Kirche gehen, wohl aber immer häufiger die Tempel unseres Gesundheitssystems aufsuchen und in Fitnesscenter statt zu Wallfahrtsorten pilgern. Jenseits der Religion, wo Priester besonderen Respekt genießen, oft aber auch jenseits der Medizin, wo Ärzte das Sagen haben, zieht es immer mehr Menschen der Wellness-Bewegung zu Gesundheitsgurus, Fitnesspäpsten und Ernährungsberatern, die neue Heilslehren verkünden. Der amerikanische Schriftsteller Mark Twain hat diesen Trend schon vor langer Zeit sarkastisch angekündigt: »Die einzige Methode, gesund zu bleiben, besteht darin, zu essen, was man nicht mag, zu trinken, was man verabscheut, und zu tun, was man lieber nicht täte.«

Das Thema Gesundheit beschränkt sich zumindest bei krankheitsängstlichen Menschen häufig darauf, mögliche Krankheiten durch ärztliche Untersuchungen auszuschließen, anstatt sich von selbst um eine gesunde Lebensführung zu bemühen. Hypochondrische Personen leben nicht wirklich ihr Leben, nutzen nicht die Chancen des Hier und Jetzt, sondern sorgen sich ständig um mögliche Bedrohungen. Sie vergessen dabei, dass Leben nur in der Gegenwart möglich ist. Freude und Genuss kommen bei einer derartigen Lebenseinstellung viel zu kurz. Zahlreiche hypochondrische Menschen beschäftigen sich entweder nur aufgrund ihrer Krankheitsängste mit Sport, ihrer Figur und gesunder Ernährung, ohne daran wirklich Spaß und Freude zu haben, oder sie sind im Gegenteil von der berühmten Antwort des britischen Premierministers Winston Churchill auf die Frage eines Reporters geleitet, wie man ein so hohes Alter erreichen könne, nämlich durch »no Sports«: Sie meiden jede sportliche Betätigung, weil sie Angst haben, ihren Körper zu überfordern, zu verletzen oder sich mit irgendetwas zu infizieren.

Fachleute sagen: Gesundheit ist von einem Produktionsgut zu einem Konsumgut geworden. Vom lukrativen Geschäft mit der Krankheitsangst, die häufig mit dem Wunsch nach anhaltender Leistungsfähigkeit, körperlicher Schönheit und ewiger Jugend einhergeht, profitieren zahlreiche Branchen. Die Werbung verspricht uns Gesundheit und Wohlbefinden, wenn man bestimmte Produkte kauft. Immer mehr Menschen nehmen Pillen nicht deshalb, weil sie krank sind, sondern weil sie geradezu verzweifelt bemüht sind, gesund zu bleiben.

Die Kostenexplosion unseres Gesundheitssystems ist sicherlich mit durch unser ungesundes Verhalten und unsere Neigung bedingt, mehr auf unseren Spaß und unseren Genuss zu achten als auf unsere Gesundheit, aber auch durch unser übertriebenes Gesundheitsbewusstsein oder ein Krankheitsverhalten, das uns ständig zur Inanspruchnahme des Gesundheitssystems führt, obwohl wir körperlich eigentlich gesund sind, wobei wir uns aber gar nicht so fühlen.

Richtig verstandene Gesundheitsideale sind wichtige gesellschaftliche Ziele. Doch müssen Sie bei ausgewogener Ernährung wirklich noch eine Unmenge von Vitamintabletten, Nahrungsergänzungsmitteln und sonstigen »stärkenden« Präparaten zusätzlich einnehmen? Müssen Sie als gesunder Mensch wirklich schon so leben wie ein Zuckerkranker und bei jeder kleinen Süßspeise jenes schlechte Gewissen bekommen, das heute nicht einmal mehr Patienten mit einem Diabetes II haben müssen? Benötigen Sie wirklich auf jedem Lebensmittel den Hinweis »Bio«, damit Sie es ohne Angst essen können?

Hightech-Medizin bei Alltagssymptomen – endlose Ausschlussdiagnostik als Gesundheitsgarantie

Körperliche Missempfindungen sind etwas ganz Normales. Ein Druck auf der Brust, ein Gefühl von Atemnot, ein Kloß im Hals, eine zugeschnürte Kehle, ein Zwicken im Magen, eine leichte Übelkeit, ein Rumoren im Darm, vermehrter Harn- oder Stuhldrang, ein lästiger Schmerz im Hinterkopf, eine Verspannung im Schulter-Nackenbereich, ein Ziehen im Rücken, ein unangenehmer Schwindel, ein unerklärliches Schwitzen, ein plötzliches Klopfen, Rasen oder Stolpern des Herzens, ein Zittern des rechten Armes, ein komisches Kribbeln im linken Bein – derartige körperliche Missempfindungen sind häufig kein Symptom einer schweren Erkrankung, sondern Ausdruck einer vorübergehenden Befindlichkeitsstörung, aber viele Betroffene können sie immer weniger tolerieren. Wie geht es Ihnen bei derartigen Symptomen? Machen sie Ihnen Angst oder können Sie sie als Ausdruck normaler Befindlichkeitsschwankungen hinnehmen?

Unsere Anspruchshaltung an die eigene Befindlichkeit ist gegenüber früheren Generationen deutlich gestiegen. Wir glauben, ein Recht darauf zu haben, dass es uns bis zum Ende unserer Tage immer gutgeht. Wir möchten gewissermaßen am liebsten gesund sterben, wenn es schon sein muss. Haben Sie sich schon einmal gefragt, woran Sie sterben möchten, wenn Sie es sich aussuchen könnten? Wie geht es Ihnen bei dieser Vorstellung? Werden Sie bei derartigen Gedanken unruhig?

Die Fähigkeit, sich angesichts eines leichten körperlichen Unwohlseins zu beruhigen, und die Bereitschaft, gewisse Missempfindungen einfach auszuhalten, sind in unserer Gesellschaft vielfach verloren gegangen. Was in früherer Zeit einfach hingenommen wurde, macht heutzutage immer mehr Menschen zu potenziellen Patienten. Sie lassen jede Auffälligkeit lieber sofort abklären, als einige Tage abzuwarten und die weitere Symptomentwicklung zu beobachten. Bei einer leichten Erkältung fühlen sie sich bereits schwer krank und vergessen das humorvolle Motto anderer Patienten: »Eine Erkältung dauert behandelt eine Woche und unbehandelt sieben Tage.« Deutsche konsultieren fast doppelt so oft einen Arzt wie Franzosen, Niederländer, Schweden oder Dänen und gehören damit in Europa zu den Spitzenreitern in Sachen Gesundheitsangst.

Die moderne Medizin hat zur Erkennung und Behandlung bestimmter Krankheiten ein Niveau erreicht, das früher undenkbar war und angesichts der leeren Kassen im Gesundheitssystem künftig als kaum finanzierbar erscheint. Heutzutage werden oft kostspielige, von vielen Fachleuten als unnötig bezeichnete Untersuchungen (manchmal auch medizinische Behandlungen) aus Angst vor einem gewissen Restrisiko durchgeführt. Der Patient hat Angst, sein Leben aufs Spiel zu setzen, wenn nicht das Bestmögliche im Sinne des Größtmöglichen für ihn getan wird. Aber auch der Arzt hat Angst, dass er doch etwas übersehen könnte und ihm – ähnlich wie in den USA – aufgrund eines diagnostischen Fehlurteils oder eines Behandlungsfehlers die Vernichtung seiner beruflichen Existenz droht. So werden oft aus »forensischen Gründen« zur Vermeidung eines gerichtlichen Nachspiels gerade bei hypochondrischen Patienten verschiedene medizinische Abklärungen vorgenommen. Diese verstärken die Krankheitsängste, noch dazu, wenn sie immer wieder durchgeführt werden.

Ständige Untersuchungen machen die Betroffenen erst richtig krank, denn dadurch wird das vorhandene Krankheitsgefühl verstärkt. Unser hochtechnisiertes Gesundheitssystem stellt für diese Personen einen chronifizierenden Faktor dar, vor allem wenn bei harmlosen körperlichen Beschwerden Alibi-Diagnosen gestellt und unspezifische Medikamente verschrieben werden. Eindrucksvolle medizinische Zustandsbeschreibungen, entlehnt aus dem Griechischen, wie etwa *Cephalgie* (Kopfschmerzen) oder *Lumbalgie* (Rückenschmerzen), bestärken die Betroffenen in ihrer Auffassung, dass bei ihrem Körper irgendetwas nicht in Ordnung sei.

Viele hypochondrische Menschen meinen, auch dann krank zu sein, wenn der Arzt nichts Ernsthaftes findet und kein Mittel verschreibt. Sie glauben, dass dieser Arzt einfach nicht kompetent genug sei, um ihre Krankheit zu erkennen. Als »gut« gilt nur der Arzt, der auf alle Beschwerden sehr ernsthaft eingeht und »alles untersucht«. Je öfter die Betroffenen von ihrem Hausarzt ergebnislos von einem Facharzt zum anderen geschickt werden, desto mehr haben sie nach dem Ärzte-Marathon den Eindruck, unter einer geheimnisvollen und heimtückischen Krankheit zu leiden, die nicht einmal von Experten diagnostiziert werden kann. Als »Koryphäenkiller« werden sie von vielen Ärzten gefürchtet, denn sie schaffen es, bis zu namhaften Spezialisten vorzudringen, diese anfangs sogar für ihre vermeintlich seltene Störung zu interessieren und schließlich nach Ausschluss organischer Ursachen mit ihren anhaltenden Klagen nur noch auf die Nerven zu fallen.

Ärzte geben bei Befragungen durchaus zu, dass sie Untersuchungen veranlassen und Placebos (Vitamintabletten u. a.) verschreiben, um bestimmte Patienten zu beruhigen, obwohl sie wissen, dass die Verschreibungen eigentlich unnötig sind. Auch ökonomische Zwänge dienen zur Begründung einer derartigen ärztlichen Überdiagnostizierung und Überbehandlung nach dem Motto: »Wenn ich es nicht tue, macht es der Kollege, und ich habe den Patienten verloren.« Nobler klingt dagegen folgende Argumentation: »Lieber tue ich dem Patienten den Gefallen mit dieser Untersuchung, als dass er zu einem anderen Arzt geht, der ihn überhaupt nicht kennt, und dort mit allem ganz von vorn anfängt oder sich deswegen sogar in ein Krankenhaus überweisen lässt.«

Medizinischer Ehrgeiz und wissenschaftliche Motivation sind ebenfalls häufige Gründe für endlose organische Abklärungsbemühungen. Bekannt ist der Mediziner-Spruch: »Ein gesunder Mensch ist nur nicht genau genug untersucht worden.« Die Erfahrung zeigt: Je mehr Untersuchungen durchgeführt werden, desto größer ist die Wahrscheinlichkeit grenzwertiger oder leicht pathologischer Befunde, die wiederum eine neuerliche Ausschlussdiagnostik erfordern und einen krankheitsängstlichen Patienten weiter verunsichern statt beruhigen.

Eine endlose Ausschlussdiagnostik aus ärztlichem Absicherungsbedürfnis oder wissenschaftlichem Ehrgeiz kommt den Restrisiko-Befürchtungen hypochondrischer Patienten sehr entgegen. Ein Teil der hypochondrischen Patienten lässt jede noch so unangenehme Untersuchung bereitwillig über sich ergehen – quasi nach dem Motto: »Man gönnt sich ja sonst nichts.«

Hinter dem ständigen Bedürfnis nach Ausschluss schwerer Krankheiten stehen zwei Grundanliegen, die auf diesem Weg leider nie erfüllt werden können: die Hoffnung, nie oder nicht zu früh eine ernsthafte Krankheit zu bekommen, an der man sterben könnte, sowie der Wunsch, keine schwere Erkrankung ertragen zu müssen, die mit großen Schmerzen oder erheblichen Behinderungen einhergehen könnte.

Eine herzphobische Patientin beschwerte sich in der Psychotherapie über den Kardiologen, der ihr mittels Belastungs-EKG ein gesundes Herz bescheinigt hatte. Sie habe danach nur wissen wollen, ob sie sich wirklich darauf verlassen könne, ganz gesund zu sein, statt dessen habe der Arzt sie mit den Worten beunruhigt: »Wenn Sie jetzt gesund aus meiner Praxis hinausgehen und draußen beim Überqueren der Straße nicht aufpassen, könnten Sie von einem Auto überfahren werden und auf der Stelle tot sein.« Das hätte er nicht sagen sollen, denn er verdarb ihr mit seiner Bemerkung die ganze Freude am Untersuchungsergebnis. Sie wollte vom Psychotherapeuten wissen, ob der Herzexperte aus psychologischer Sicht richtig gehandelt habe. Hat sich der Arzt Ihrer Meinung nach richtig verhalten? Eindeutige Antwort: Ja, denn man kann bekanntlich auch völlig gesund zu Tode kommen.

Das ist das Grundproblem der medizinischen Abklärung bei hypochondrischen Patienten: Sie möchten nicht nur für den Augenblick, sondern auch für die Zukunft für völlig gesund erklärt werden, denn sie können mit Themen wie Tod, Leiden und Behinderung nicht gut umgehen. Mithilfe der Hightech-Medizin sollen genau diese Bedrohungen des Lebens verlässlich ausgeschaltet werden. Mit der Sehnsucht nach einem langen Leben wandern viele krankheitsängstliche Menschen ständig zwischen Ärzten und Gesundheitsindustrie hin und her, ohne das Glück jeden erlebten Tages wahrnehmen und genießen zu können. Was Aldous Huxley in seinem berühmten Roman *Schöne neue Welt* über die Zukunft schreibt, muss jedem Hypochonder Angst machen: »Die Medizin ist so weit fortgeschritten, dass niemand mehr gesund ist.«

Es stimmt nachdenklich: Menschen mit einer schweren körperlichen Erkrankung, die ihr Schicksal akzeptiert haben, erreichen oft eine bessere Lebensqualität und mehr Lebenszufriedenheit als körperlich gesunde Menschen mit hypochondrischen Ängsten, die ständig mit der Abwehr potenzieller Krankheiten beschäftigt sind und vor lauter Gesundheitssorgen ihre eigentlichen Lebensmöglichkeiten verpassen.

Krankheitsängste können jeden treffen

> *Ich habe in die Liste der Krankheiten geschaut und festgestellt: Mir fehlt keine.*
> *Georg Christoph Lichtenberg*

Die mehr oder weniger krankhafte Angst vor Krankheit ist Gegenstand zahlreicher literarischer Werke, aber auch Teil der Lebensrealität vieler prominenter Personen. Wenn Sie unter Krankheitsängsten leiden, befinden Sie sich in bester Gesellschaft.

»Der eingebildete Kranke« von Molière – der berühmteste Hypochonder der Weltliteratur

Beim »eingebildeten Kranken« denken viele Menschen sofort an das Lustspiel von Jean-Baptiste Poquelin, genannt Molière, der darin den bekanntesten Hypochonder der Weltliteratur auftreten lässt. Das Theaterstück *Der eingebildete Kranke* wurde schon 1673 in Paris uraufgeführt, hat aber nichts von seiner Aktualität verloren. Der eingebildete Kranke Argan ist ständig mit seinen vermeintlichen Krankheiten beschäftigt und läuft zu verschiedenen Ärzten, die ihm als einzige seine eingebildete Krankheit glauben und ihn in seinen Krankheitsängsten bestärken. Genauestens befolgt er alle Anordnungen seines Arztes Monsieur Purgon, der ihm für überflüssige Behandlungen überhöhte Rechnungen stellt. Argan möchte aus eigennützigen Gründen seine Tochter Angélique unbedingt mit Thomas, dem Sohn seines Arztes Dr. Diafoirus, verheiraten, obwohl dieser ganz offensichtlich kein wünschenswerter Schwiegersohn ist – einfach, um einen Arzt in der Familie zu haben, der rund um die Uhr zur Verfügung steht. Angélique liebt jedoch Cléanthe und nicht diesen Studenten, der gerade seine erste medizinische Prüfung bestanden hat und eine verschrobene akademische Redeweise pflegt. Angélique hat ihre größte Feindin in ihrer Stiefmutter Béline, Argans zweiter Frau, weil diese mit unaufrichtigem Getue und faustdicken Schmeicheleien Argans Liebe erhalten will, um von ihm als Alleinerbin eingesetzt zu werden. Beralde, Argans Bruder, möchte diesen von seinem Krankheitswahn befreien und dem jungen Paar zum gemeinsamen Glück verhelfen. Toinette, Argans spitzbübisches Dienstmädchen, die offen auf der Seite Angéliques steht, hat jedoch mit ihrem Schabernack mehr Erfolg. Sie überredet Argan, sich tot zu stellen, um den wahren Charakter seiner heimtückischen Frau zu erkennen. Argans große Angst vor dem Tod lässt ihn anfangs zögern, mit den Worten: »Ist es nicht gefährlich, sich tot zu stellen?« Béline, die Erbschleicherin, verhält sich nach Argans vermeintlichem Tod tatsächlich recht habgierig und brutal, während Angélique aufrichtigen Schmerz und Kummer um den Verlust des Vaters bekundet. Dies öffnet Argan die Augen; er versöhnt sich mit Angélique und erlaubt ihr die Heirat mit dem Geliebten, aber nur unter einer Bedingung: Cléanthe muss Medizin studieren und Arzt werden – und dieser verspricht, zusätzlich noch Apotheker zu werden. Beralde meint jedoch, dass sich sein Bruder am besten helfen könnte, wenn er selbst Arzt würde, weshalb rasch eine Doktorprüfung für Argan arrangiert wird. Diese überraschende Lösung des Problems steht dann auch am Ende des Theaterstücks.

Was hat sich in den letzten Jahrhunderten geändert, seit Molières letztes Werk uraufgeführt wurde? Die Medizin hat Fortschritte gemacht und die Gesundheit der Menschen verbessert. Doch trotz des kritischen Stücks sind die Hypochonder nicht weniger, sondern mehr geworden. Der Grund liegt wohl in einer sehr menschlichen Angst, die durch das Leben des Schriftstellers als gerechtfertigt erscheint: Molière erlitt während der vierten Aufführung des Stückes – noch im Kostüm Argans – einen Hustenanfall mit anschließendem Blutsturz, brach zusammen und starb wenige Stunden danach. Übrigens: Molière war nicht jener Hypochonder, den er darstellte, sondern er war tatsächlich schwer lungenkrank. Seine vorherigen Klagen über Unwohlsein hatte niemand ernst genommen, weshalb er auch nicht rechtzeitig zum Arzt ging.

Molières glänzende Charakterstudie zeigt den Menschen mit einer hypochondrischen Störung zwei Alternativen auf. Die eine besteht darin, sich in sehr egozentrischer Weise ständig um seinen Körper zu kümmern. Das Leben erschöpft sich dabei gleichzeitig in einem ständigen Hadern mit der Unwirksamkeit der Medizin und der Habgier der Ärzte. Die andere Möglichkeit besteht darin, an die Heilkraft der Natur zu glauben und zum Behandler seiner selbst zu werden. Sicherheitshalber wird man alle relevanten medizinischen Bücher lesen, um selbst zu einem »halben« Arzt zu werden. Der zweite Weg folgt zwar dem nützlichen Motto, gesund zu leben, sein eigener Arzt zu werden und weniger zu den Ärzten zu laufen, endet aber in der Enttäuschung an der Medizin und der ärztlichen Kunst. Wer mit der philosophischen Erkenntnis, dass unser Dasein ein »Sein zum Tode« ist, anders umgehen möchte, kann für sich eine dritte Möglichkeit finden, nämlich das Leben zu genießen, obwohl es ständig bedroht ist.

Krankheitsängste von Prominenten – auch erfolgreiche Leute sind davon geplagt

Bestimmte Prominente wie der amerikanische Regisseur Woody Allen und der deutsche Satiriker Harald Schmidt kokettieren ganz öffentlich mit ihren hypochondrischen Befürchtungen. Doch ihre beruflichen Erfolge zeigen, dass sie nicht in jenem Ausmaß darunter leiden, wie dies bei krankhaften Hypochondern der Fall ist. Woody Allen gilt als der berühmteste Filmhypochonder. Er machte als Schauspieler den Typ des Hypochonders kinofähig. Gerne spielt er in seinen Filmen die Rolle des Hypochonders und hysterischen Simulanten, der sich ständig um seine Gesundheit sorgt; vor allem in dem Film *Hannah und ihre Schwestern* ist er ganz von der Angst vor dem unwiderruflichen Ende erfasst. Dort bildet er sich ein, ein Tumor wachse in seinem Gehirn. Obwohl ihm Röntgenaufnahmen vollständige Gesundheit bescheinigen, ist er danach nur für kurze Zeit glücklich, und zwar aufgrund der Erkenntnis: »Ich werde nicht heute sterben. Ich bin gesund. Ich werde auch nicht morgen sterben. Aber eines schönen Tages ist es auch bei mir so weit.«

Der Schauspieler Charlie Chaplin konnte die Hypochondrie-Thematik ebenfalls unterhaltsam darstellen, obwohl er selbst davon betroffen war. Er bekam schon beim geringsten Hauch von Zugluft die Panik vor Erkältung und verbat sich sogar bei großer Hitze jede Zugluft. Im Grunde fürchtete er sich wegen der hohen Kosten als Folge des Stillstands der Filmproduktion vor Krankheit. Der deutsche Komiker Karl Valentin konnte mit seiner Hypochondrie – wie verschiedene deutsche Entertainer der Gegenwart – ein großes Publikum unterhalten, mit Sprüchen wie: »Was, g'sund bin i! … Für was bin denn i dann bei der Krankenkasse?« oder: »Mein Magen tut weh, die Leber ist geschwollen, das Kopfweh hört nicht mehr auf, und wenn ich von mir selbst reden darf: Ich fühle mich auch nicht wohl.« Privat war er jedoch ein schwieriger, depressiver Mensch voller Ängste. Seine letzten Worte, bevor er starb: »Wenn ich gewusst hätt', dass Sterben so schön ist!«

Erlebte Krankheiten bei sich oder anderen können eine Hypochondrie auslösen oder verstärken. Der Künstler Andy Warhol, der als Kind bettlägerig war und unter einer seltenen Pigmentstörung litt, fürchtete bei jeder kleinen Gewichtsveränderung gleich eine Stoffwechselstörung, wenn eine sofort verordnete Diät nicht den gewünschten Erfolg erbrachte. Er litt auch unter der Angst, von einem Kuss Halsschmerzen und Hepatitis zu bekommen. Zu seiner Sicherheit war er stets mit zahllosen Pillen unterwegs. Der Komponist Igor Strawinsky ging auf seinen Reisen in jeder Stadt zum Arzt, schluckte ständig Tabletten nach eigener Verordnung und ließ nach dem Blinddarmdurchbruch eines Sohnes sicherheitshalber bei sich und seinen drei anderen Söhnen ebenfalls den Blinddarm entfernen. Der durch eine Wirbelsäulenverkrümmung körperlich behinderte und ständig krankheitsanfällige deutsche Schriftsteller und Physik-Professor Georg Christoph Lichtenberg bekannte in der zweiten Hälfte des 18. Jahrhunderts: »Es ist viel Vorstellung bei meiner Krankheit.« Er gestand: »Meine Hypochondrie ist eigentlich eine Fertigkeit, aus jedem Vorfall meines Lebens, er mag Namen haben wie er will, die größtmögliche Quantität Gift zum eigenen Gebrauch auszusaugen.«

Sorgen um die Gesundheit hängen oft mit der Angst vor körperlichem Versagen in Leistungssituationen zusammen. Franco Corelli, einer der bedeutendsten Operntenöre, war vor Aufführungen ein richtiges Nervenbündel. Er war berühmt für das hohe C und fürchtete sich, es vor lauter Lampenfieber beim Auftritt nicht halten zu können. Seine Bühnenangst wurde massiv durch die Erfahrung verstärkt, dass ihm seine Angst gelegentlich tatsächlich die Kehle zuschnürte. Häufig sagte er Vorstellungen ab, nicht selten im letzten Moment, weil er in Panik geriet, durch einen Fehler das Ende seiner Karriere heraufzubeschwören. Seine Frau musste ihn geradezu mit Gewalt zu Auftritten zwingen. Ständig sorgte er sich, dass mit seinem Speichel etwas nicht stimmen könnte. Seine Frau musste ihm oft Tee bringen, seinen Hals begutachten und beurteilen, ob seine Stimmbänder gerade oder schief waren. Später beobachtete er selbst seinen Hals mit einem Spiegel und machte sich dadurch noch unsicherer. Ein wenig Speichelfluss löste bei ihm bereits die Angst vor einer Krebserkrankung aus. Der Operntenor Enrico Caruso reiste mit zahlreichen Medikamenten und Geräten durch die Welt. Aus Angst vor Hautinfektionen schlief er in jedem Hotel stets in der eigenen Bettwäsche und prinzipiell nur in einem Zimmer, das vorher mit Desinfektionsmitteln behandelt worden war. Um sich nicht durch einen Sturz aus dem Bett zu verletzen, ließ er den Fußboden in jedem Hotelzimmer stets gut polstern.

Berühmte Hypochonder waren auch Prominente wie der Evolutionstheoretiker Charles Darwin, der britische Premierminister Winston Churchill, der amerikanische Starpianist und Komponist Glenn Gould, gefeierte Komponisten wie Mozart, Rossini und Tschaikowsky, die deutschen Dichter und Schriftsteller Johann Wolfgang von Goethe, Novalis, Heinrich von Kleist, Heinrich Heine, Friedrich Hölderlin, Eduard Mörike und Thomas Mann, die österreichischen Dichter, Schriftsteller und Dramatiker Franz Grillparzer, Ferdinand Raimund, Adalbert Stifter, Rainer Maria Rilke, Arthur Schnitzler und Thomas Bernhard, der dänische Erzähler Hans Christian Andersen, die französischen Schriftsteller Marcel Proust und Gustave Flaubert sowie die russischen Schriftsteller Leo Tolstoi und Nikolai Gogol. Schriftsteller scheinen für Krankheitsängste besonders empfänglich zu sein, weil sie stärker zur Selbstbeobachtung neigen als andere Menschen.

Manche Literaten sehen eigenes Leid geradezu als Voraussetzung für große Kunst an. Sicher ist jedenfalls: Wer sich zur Ausübung seines künstlerischen Schaffens vieles gut vorstellen kann, ist im Bereich von Krankheiten leicht gefährdet, sich etwas »einzubilden«. Viele hypochondrische Schriftsteller haben es tatsächlich vortrefflich verstanden, die Thematik der Krankheitsängste literarisch zum Ausdruck zu bringen. Interessanterweise fehlen unter den im Internet kursierenden Namen von berühmten Hypochondern die weiblichen Vertreter, obwohl Krankheitsängste bei Frauen und Männern etwa gleich häufig auftreten.

Zu den schlimmsten Hypochondern der Weltgeschichte zählte Adolf Hitler. Geprägt vom Krebstod seiner Mutter hatte er panische Angst vor Krebs, aber auch vor ansteckenden Krankheiten, jeder Form von Unsauberkeit und den Auswirkungen von Rauchen und Alkohol, weshalb er weder einen Tropfen Alkohol trank noch andere Personen in seiner Gegenwart rauchen ließ. Ein gutartiger Polyp im Hals, der entfernt werden musste, bestätigte ihn in seiner Krebsangst. Er setzte bereits 1938 sein Testament auf in der Befürchtung, die vollständige Umsetzung seiner politischen Pläne nicht mehr zu erleben. Das 1944 überlebte Attentat verwendete er nach außen hin zwar als Bestätigung der Bedeutung seiner Person, aber es verstärkte innerlich seine Krankheitsängste in einem Ausmaß, dass er eine Unmenge von Tabletten schluckte.

Krankheitsängste erfassen auch bekannte Personen, die im Bereich Gesundheit/Medizin wirken. Sie kennen aufgrund ihrer beruflichen Erfahrungen das gesundheitliche Restrisiko besser als jeder andere. Die Engländerin Florence Nightingale, die Vorkämpferin der Krankenpflege-Ausbildung, war bis zu ihrem Tod im Alter von 90 Jahren von Krankheitsängsten geplagt. Sigmund Freud, der Begründer der Psychoanalyse, lebte in der Angst, in seinen Vierzigern an einem Herzinfarkt zu sterben. Der Ausschluss einer Herzerkrankung durch die besten Wiener Ärzte beruhigte ihn nicht wirklich, sondern verstärkte nur seine Vorstellung der Unheilbarkeit: Man wolle ihn angesichts des sicheren Todes nicht auch noch durch die Mitteilung der wahren Diagnose belasten.

Der Schriftsteller Franz Kafka erkannte den Mechanismus der schädlichen Beobachtung seines Körpers: »Der Gedanke an meine gute Verdauung reichte, um sie zu verlieren. Damit war der Weg zur Hypochondrie frei.« Der deutsche Philosoph Immanuel Kant definierte die Hypochondrie als »dichtende Einbildungskraft« und beschrieb die

Auswirkungen seiner eigenen Hypochondrie: »Ich habe wegen meiner flachen und engen Brust, die für die Bewegung des Herzens und der Lunge wenig Spielraum läßt, eine natürliche Anlage zur Hypochondrie, welche in früheren Jahren bis an den Überdruß des Lebens grenzte.« Der melancholische Dichter Ferdinand Raimund hatte eine solche Angst vor Ansteckung, dass er nach einem Hundebiss Selbstmord beging. Er befürchtete, der Hund könnte tollwütig sein.

Der französische Schriftsteller Marcel Proust gilt als typisches Beispiel für einen Menschen mit einer körperlichen Erkrankung, der damit nicht umgehen kann, woraus sich eine massive hypochondrische Überlagerung entwickelte. Er litt unter Asthma und verschiedenen Allergien und zog sich als Folge davon die meiste Zeit in seine Wohnung und in sein Bett zurück, abgeschirmt von Staub und Lärm. Wenn er ins Freie ging, dann nur mit mehreren Schichten von Kleidern, um seine Erkrankung nicht zu verschlimmern.

Die Verbreitung von Krankheitsängsten – Diagnosekriterien bestimmen die Häufigkeit

Krankheitsängste sind trotz der Möglichkeiten der modernen Medizin im Vergleich zu früheren Generationen wahrscheinlich nicht geringer geworden, sondern vielleicht sogar größer, bedingt durch die hohen Erwartungen an die medizinischen Möglichkeiten. 15–20 % der Bevölkerung leiden vorübergehend unter durchaus normalen und einfühlbaren Krankheitsängsten. Es handelt sich dabei um Reaktionen auf körperliche Erkrankungen, bedrohlich erscheinende Diagnosen oder bestimmte Krankheitsepidemien. Je nach Studie leiden 7–10 % der deutschen Bevölkerung langandauernd in einer Weise unter erhöhten Krankheitsängsten, dass sie die Lebensqualität der Betroffenen erheblich beeinträchtigen. Nach internationalen Studien leidet 1 % der Bevölkerung unter der schwersten Form der Krankheitsangst, nämlich der Hypochondrie, die in dem festen Glauben besteht, bereits krank zu sein. Dieser auffallend geringe Wert hängt mit den viel zu strengen Diagnosekriterien des ICD-10 zusammen. Deshalb werden bei vielen Befragungen weniger strenge Diagnosekriterien verwendet.

In deutschen Hausarztpraxen sind 5,4 % der Patienten hypochondrisch, in Florenz 4,5 %. In Dänemark haben 5,8 % der Hausarztpatienten eine Hypochondrie auf der Basis strenger Kriterien und 9,5 % auf der

Basis eines erweiterten, modifizierten Hypochondrie-Begriffs. Nach einer neueren Befragung von deutschen Hausarztpatienten haben 18,5 % erhöhte Krankheitsängste, die zwar unterhalb des Hypochondrie-Kriteriums liegen, aber mit häufigeren körperlichen Beschwerden, mehr psychischen Störungen und stärkerer Inanspruchnahme des Arztes einhergehen.

Das obligate Hypochondrie-Kriterium, dass Patienten den ärztlichen Ausschluss einer organischen Ursache nicht akzeptieren können, trifft in der Praxis häufig nicht zu. Viele Betroffene haben mehr als zwei Krankheitsängste oder sie haben ihre Ängste erst seit weniger als einem halben Jahr. Diese Personen werden von den heutigen Diagnosekriterien des ICD-10 nicht erfasst. Im Gegensatz zu somatoformen Körperbeschwerden, die von Frauen öfter angegeben werden, tritt eine Hypochondrie bei Frauen etwa gleich häufig auf wie bei Männern. Nach einer umfangreichen deutschen Befragung befürchten 11 % der Frauen und 8 % der Männer, eine ernsthafte Erkrankung zu haben, obwohl die Ärzte keinen organischen Befund erheben konnten.

Krankheitsängstliche Patienten suchen durchschnittlich alle zehn Tage einen Arzt auf. Drei Viertel der Ärzte widmen den Patienten mit unbegründeten Krankheitsängsten mindestens doppelt so viel Zeit wie anderen Patienten.

Nach einer repräsentativen Erhebung fürchten sich 73 % der Deutschen vor einer Krebserkrankung, 52 % vor einem Schlaganfall, 50 % vor Alzheimer und Demenz und 45 % vor einem Herzinfarkt. Jüngere Personen haben mehr Angst vor Krebs als ältere. Krankheitsbefürchtungen sind bei Frauen deutlich ausgeprägter als bei Männern, was sich aber auch positiv auf die Gesundheitsvorsorge auswirkt.

Die größten Krankheitsängste deutscher Männer bestehen laut einer Männer-Zeitschrift in der Angst vor Krebs, Schlaganfall und Herzinfarkt: Neun von zehn Männern ängstigen sich am meisten vor Krebs, jeder Zweite sieht im Schlaganfall die größte Gefahr für seine Gesundheit, und nur 45 % betrachten einen Herzinfarkt als stärkste Gesundheitsbedrohung.

Ohne Behandlung bleiben Krankheitsängste oft über Jahre oder dauerhaft bestehen. Sie sind umso schwerer zu verändern, je länger sie bereits vorhanden sind, weshalb möglichst rasch psychotherapeutische Interventionen anstelle einer rein medizinischen Ausschlussdiagnostik erforderlich sind. Es besteht Hoffnung: Selbst bei langjähriger Chronifizierung sind laut Studien Verbesserungen möglich.

Krankheitsängste können selbst zur Krankheit werden

Die ständige Sorge um die Gesundheit ist auch eine Krankheit.

Platon

Jede Angst ist eine Reaktion auf eine wahrgenommene Gefahr. Je stärker die Bedrohung erlebt wird, desto größer ist die Angst davor. Die Angst vor Krankheit ist wegen der potenziellen Bedrohung von Leib und Leben eine ganz besondere Angst, denn sie kann jeden Menschen plötzlich befallen. Sie kann die Lebensqualität so beeinträchtigen, dass die Betroffenen erheblich darunter leiden und in ihren schulischen, beruflichen, sozialen und sonstigen Lebensbereichen deutlich beeinträchtigt sind. Man kann folgende Formen von krankhaften Krankheitsängsten unterscheiden:

- *Krankheitsphobie.* Es besteht eine Furcht vor Krankheit ohne Krankheitsüberzeugung, also ohne aktuelle körperliche Symptomatik. An sich sinnvolle Arztkontakte und Auseinandersetzungen mit der Thematik von Gesundheit und Krankheit werden gemieden. Ein derartiges Vermeidungsverhalten ist typisch für eine Phobie. Ein Teil der Betroffenen weist Übergänge zur Hypochondrie auf.
- *Hypochondrie.* Es besteht eine Krankheitsüberzeugung, weil an sich harmlose körperliche Symptome als gefährlich fehlinterpretiert werden. Aufgrund der Befürchtung, bereits erkrankt zu sein, erfolgen häufige Arztkontakte mit Arztwechsel (»Doctor-Shopping«) in der Hoffnung auf den endgültig überzeugenden Ausschluss einer Krankheit. Aufgrund der zahlreichen körperbezogenen Kontrollen bestehen Ähnlichkeiten mit einer Zwangsstörung.
- *Krankheitswahn.* Es besteht die Überzeugung, unheilbar krank zu sein, und zwar in einem derart unkorrigierbaren Ausmaß, dass man diese Überzeugung als wahnhaft bezeichnet.
- *Krankheitsängste bei psychischen, somatoformen oder körperlichen Störungen.* Es bestehen unberechtigte oder auch übersteigerte Ängste vor bestimmten körperlichen oder seelischen Krankheiten oder Krankheitsfolgen, Ängste, die eine Heilung oder Bewältigung aktueller körperlicher oder psychischer Störungen erheblich verzögern oder erschweren.

Krankheitsängste als somatoforme Störung – körperbezogene Fixierungen

Die Hypochondrie wird heute der Gruppe der *somatoformen Störungen* zugeordnet. Unter dieser Kategorie werden verschiedene körperliche Störungen ganz ohne oder ohne ausreichende organische Ursachen zusammengefasst. *Somatoform* bezeichnet den Umstand, dass die Symptome von der Form her zwar wie organisch bedingt wirken, aber umfangreiche medizinische Untersuchungen keinen oder keinen erheblichen Organbefund erbringen, der die Beschwerden ausreichend erklären könnte.

Im ICD-10 umfasst die Kategorie der somatoformen Störungen sechs Krankheitsgruppen:

1. Somatisierungsstörung

Es bestehen seit mindestens zwei Jahren vielfältige, oft wechselnde körperliche Symptome ohne ausreichende organische Ursachen. Die Sorgen über die körperlichen Symptome führen zu mehrfachen Arztkontakten oder Zusatzuntersuchungen bei Hausärzten oder Fachärzten. Die ärztliche Feststellung, dass keine ausreichende körperliche Ursache für die Symptomatik besteht, werden von den Betroffenen nicht oder nur kurz akzeptiert. Insgesamt müssen mindestens 6 von 14 Symptomen aus 2 von 4 verschiedenen Organbereichen vorhanden sein:

Gastrointestinale Symptome:
- Bauchschmerzen,
- Übelkeit,
- Gefühl von Überblähung (Blähbauch),
- schlechter Geschmack im Mund oder stark belegte Zunge,
- Erbrechen oder Hochkommen von Speisen,
- häufiger Durchfall oder Austreten von Flüssigkeit aus dem Anus.

Kardiovaskuläre Symptome:
- Atemlosigkeit ohne Anstrengung,
- Brustschmerzen.

Urogenitale Symptome:
- schmerzhafter Harndrang oder häufige Harnentleerung,
- unangenehme Empfindungen im oder um den Genitalbereich,
- ungewöhnlicher oder verstärkter vaginaler Ausfluss.

Haut- und Schmerzsymptome:
- Fleckigkeit oder Farbveränderungen der Haut,
- Schmerzen in den Gliedern, Extremitäten oder Gelenken,
- unangenehme Taubheit oder Kribbelgefühle.

2. Undifferenzierte Somatisierungsstörung
Es handelt sich um eine unvollständige Somatisierungsstörung im Sinne einer Restkategorie: Die Kriterien der Somatisierungsstörung sind nur unvollständig erfüllt (kürzere Dauer, weniger Arztbesuche, weniger Symptome).

3. Hypochondrische Störung
Es besteht seit mindestens sechs Monaten die Überzeugung, an einer oder mehreren schweren körperlichen Krankheiten zu leiden, die durch ärztliche Informationen nicht korrigiert werden kann. Die Betroffenen bewerten harmlose Symptome als gefährlich und verhalten sich dementsprechend. Die ständigen körperbezogenen Sorgen führen zu Leidenszuständen, Einschränkungen der Lebensmöglichkeiten und häufigen Arztbesuchen. Die Dysmorphophobie als Angst oder Überzeugung, körperlich entstellt zu sein, gilt als Unterkategorie der Hypochondrie.

4. Somatoforme autonome Funktionsstörung
Es besteht eine belastende vegetative Erregung in einem der folgenden Bereiche:
- Herz-Kreislauf-System (z. B. Herzphobie),
- oberer Magen-Darm-Trakt (z. B. Reizmagen),
- unterer Magen-Darm-Trakt (z. B. Reizdarm),
- Atmungssystem (z. B. Hyperventilation),
- urogenitales System (z. B. Reizblase),
- sonstige Organe oder Organsysteme.

Es müssen mindestens drei vegetative Symptome vorhanden sein:
- zwei aus den folgenden fünf Symptomen: Herzklopfen, Schweißausbrüche, Mundtrockenheit, Hitzewallungen/Erröten, Druckgefühl im Oberbauch bzw. Kribbeln oder Unruhe im Bauch,
- eines aus den folgenden sieben Symptomen: Brustschmerzen oder Druckgefühl in der Herzgegend; Atemnot oder Hyperventilation; außergewöhnliche Ermüdbarkeit bei leichter Anstrengung; Luftschlucken, Schluckauf oder brennendes Gefühl im Brustkorb oder

im Oberbauch; häufiger Stuhlgang; vermehrtes Harnlassen oder Störungen beim Harnlassen; Gefühl der Überblähung oder Völlegefühl.

5. Anhaltende somatoforme Schmerzstörung

Es besteht seit mindestens sechs Monaten eine kontinuierlich an den meisten Tagen anhaltende, schwere und belastende Schmerzsymptomatik ohne ausreichende organische Ursache, die im Mittelpunkt der Aufmerksamkeit des Patienten steht. Emotionale und psychosoziale Faktoren sind dabei von großer Bedeutung.

6. Sonstige somatoforme Störungen

Dazu zählen alle nicht durch das autonome Nervensystem vermittelte, jedoch auf bestimmte Systeme oder Körperteile (z. B. Haut) begrenzte Symptome mit Leidensdruck ohne organische Ursachen.

Krankheitsphobie – die Furcht vor Krankheit

Als entscheidendes Abgrenzungsmerkmal der Krankheitsphobie gegenüber der Hypochondrie gilt das Fehlen einer aktuellen Krankheitsüberzeugung. Hypochondrische Patienten leiden unter der Angst, bereits eine Krankheit zu haben, krankheitsphobische Patienten fürchten sich dagegen vor Krankheit, ohne zu glauben, bereits an einer Krankheit zu leiden. Nach dem *internationalen Diagnoseschema ICD-10* gelten Krankheitsängste im Sinne der Furcht vor bestimmten Krankheiten ohne Krankheitsüberzeugung als Variante einer hypochondrischen Störung (z. B. die Furcht vor Krebs, Herzkrankheit oder Geschlechtskrankheit ohne jede körperliche Symptomatik). Das Wesen einer Phobie besteht im Vermeiden der gefürchteten Situationen und Objekte. Menschen mit einer Krankheitsphobie wagen es aus Angst vor der möglichen Bestätigung jahrelang nicht, zum Arzt zu gehen, weil sie glauben, dass dann ihr ganzes Leben verpfuscht wäre.

Die Furcht vor einer speziellen Situation, in der eine Krankheit erworben werden könnte, ist eine *spezifische Phobie* (z. B. bei einer Aids-Phobie, bei der öffentliche Toiletten oder sexuelle Kontakte aus Angst vor Ansteckung vermieden werden). Eine spezifische Phobie ist auch dann gegeben, wenn sich die Furcht vor Krankheit auf den Anblick von Blut oder Verletzungen, auf ärztliche Handlungen (Injektionen und

Operationen) oder auf medizinische Institutionen (Zahnarztpraxen und Krankenhäuser) bezieht. Viele Krankheitsphobiker gehen auch deswegen nicht zum Arzt, weil sie dort von kranken Patienten im Wartezimmer angesteckt werden könnten. Hinter einer *Agoraphobie*, einer Einschränkung der Bewegungsfreiheit aus Angst, dass man an einem »unsicheren« Ort eine Panikattacke oder eine andere körperliche Symptomatik (vor allem Beklemmungsgefühle, Schwindel, Ohnmacht, Hitzewallungen, Übelkeit, Harn- oder Stuhldrang) erleiden könnte, steckt oft auch die Furcht vor einer heimtückischen Krankheit. Die Betroffenen vermeiden in der Folge davon weite Reisen oder Reisen ohne die Begleitung durch vertraute Personen, weil sie dann durch ihre befürchtete Erkrankung fremden Ärzten, unbekannten Krankenhäusern und sonstigen unkontrollierbaren Umständen ausgeliefert wären.

Im *amerikanischen psychiatrischen Diagnoseschema (DSM-IV-TR)* werden im Gegensatz zum internationalen Diagnoseschema alle Krankheitsbefürchtungen ohne körperliche Symptomatik nicht zur Hypochondrie, sondern zur Gruppe der spezifischen Phobien gezählt, weil das entscheidende Merkmal der Krankheitsüberzeugung, die Fehlinterpretation vorhandener harmloser körperlicher Symptome als gefährlich, fehlt.

Hypochondrie – die Überzeugung, krank zu sein

Nach den *klinisch-diagnostischen Leitlinien* des ICD-10 ist eine Hypochondrie durch folgende Merkmale charakterisiert, wobei die zwei erstgenannten als zentrale diagnostische Merkmale gelten:

- Es besteht eine beharrliche Beschäftigung mit der Möglichkeit, an einer oder mehreren schweren und fortschreitenden körperlichen Krankheiten zu leiden, manifestiert durch anhaltende körperliche Beschwerden. Vorhandene Symptome werden trotz negativer Befunde auf eine oder mehrere körperliche Erkrankungen zurückgeführt.
- Die Betroffenen weigern sich anhaltend, den Rat und die Versicherung mehrerer Ärzte zu akzeptieren, dass den Symptomen keine körperliche Krankheit zugrunde liegt.
- Normale oder allgemeine Empfindungen werden oft als abnorm und belastend interpretiert.
- Die Aufmerksamkeit ist meist auf nur ein oder zwei Organe oder Organsysteme gerichtet.

- Die befürchtete körperliche Krankheit kann benannt werden.
- Der Grad der Überzeugung, von einer Krankheit oder Entstellung befallen zu sein, kann ebenso schwanken wie die vorwiegende Betonung der einen Erkrankung gegenüber einer anderen.
- Die Furcht vor Krankheiten ohne aktuelle Symptome (oft »Nosophobie«, d. h. Krankheitsfurcht, genannt) gilt ebenfalls als hypochondrische Störung.

Nach den präziser gefassten *Forschungskriterien* des ICD-10 lässt sich eine hypochondrische Störung folgendermaßen definieren:
- Es besteht eine mindestens sechs Monate anhaltende Überzeugung, an höchstens zwei schweren körperlichen Krankheiten zu leiden, wovon mindestens eine speziell genannt werden muss.
- Die ständigen Sorgen aufgrund der Überzeugungen und Symptome führen zu anhaltendem Leiden, zur Beeinträchtigung des Alltagslebens und zu wiederholter medizinischer Abklärung und Behandlung (oder entsprechender Unterstützung durch Laienhelfer).
- Die Betroffenen bezweifeln hartnäckig die medizinische Feststellung, dass keine ausreichenden organischen Ursachen für die körperlichen Symptome oder vermeintlichen Entstellungen vorliegen. Die ärztlichen Feststellungen wirken höchstens für einige Wochen oder unmittelbar nach einer medizinischen Untersuchung beruhigend.
- Die Störung tritt nicht ausschließlich während einer schizophrenen oder verwandten Störung oder einer affektiven Störung (Depression) auf.

Als hypochondrische Störung gelten somit mindestens sechs Monate andauernde übermäßige Krankheitsängste und Krankheitsüberzeugungen im Hinblick auf höchstens zwei Krankheiten, von denen mindestens eine benannt werden kann. Das Leiden an körperlichen Symptomen tritt bei hypochondrischen Patienten im Vergleich zu allen anderen Patienten mit somatoformen Störungen in den Hintergrund. Das zentrale Diagnosekriterium ist nicht das bloße Vorhandensein von körperlichen Beschwerden, sondern die schwer korrigierbare Überzeugung, eine ernsthafte Krankheit zu haben oder zu bekommen. Eine Hypochondrie kann auch gleichzeitig neben einer anderen somatoformen Störung vorhanden sein.

Da gemäß ICD-10 jede unbegründete und trotz ärztlicher Aufklärung anhaltende körperbezogene Angst als hypochondrische Störung zu bezeichnen ist, wären viele Symptome, die als somatoforme autonome

Funktionsstörung zu kodieren sind (z.B. eine Herzphobie), als hypochondrische Störung anzusehen.

Durch das Charakteristikum »Angst vor Krankheiten« ist eine große Nähe der hypochondrischen Störung zu den Angststörungen gegeben. Die hypochondrische Störung kann als Bindeglied zwischen den Angststörungen und den somatoformen Störungen gelten. Sie wird auch im neuen amerikanischen Diagnoseschema (DSM-V) nicht zu den Angststörungen gezählt.

Man kann zwei Arten von Hypochondrie unterscheiden:

- *Primäre Hypochondrie.* Die krankheitsbezogenen Ängste stehen in keinem Zusammenhang mit erlebten oder real zu befürchtenden Krankheiten und können nicht auf eine andere, ihr übergeordnete körperliche oder psychische Krankheit zurückgeführt werden. Die primäre Hypochondrie tritt bei etwa einem Viertel der hypochondrischen Patienten auf, verläuft meist chronisch, gilt im Vergleich zur sekundären Hypochondrie als die schwerere Störung.
- *Sekundäre Hypochondrie.* Die Krankheitsängste haben sich nach einer anderen psychischen Störung (Panikstörung, Depression) oder einer körperlichen Erkrankung entwickelt. Die Betroffenen haben entweder eine eigene Erkrankung oder Krankheit, Leid, Behinderung und Tod von vertrauten Personen nicht verkraftet. In vielen Fällen besteht eine Mehrfacherkrankung: Depression und sekundäre Hypochondrie. Wenn man die sekundäre Hypochondrie nicht mit berücksichtigt, ergibt sich insgesamt eine viel geringere Zahl an hypochondrischen Menschen. Eine sekundäre Hypochondrie als Folge einer anderen Krankheit müsste definitionsgemäß verschwinden, wenn die Grundkrankheit erfolgreich bewältigt oder behandelt ist. Leider ist dies oft nicht der Fall, weil schon eine Chronifizierung eingetreten ist.

Hypochondrische Ängste können sich auf Körperfunktionen (Herzschlag, Schwitzen, Darmbewegungen) beziehen, auf körperliche Bagatellbeschwerden (eine kleine Wunde, ein gelegentlicher Husten, ein Bienenstich) oder auf vage und mehrdeutige körperliche Empfindungen (»schmerzende Venen«, »Nervenschmerzen«). Im Mittelpunkt der Sorgen stehen entweder verschiedene Organe oder bestimmte Krankheiten. Als Auslöser für Krankheitsängste können alle möglichen körperlichen Organe, Regionen, Funktionen sowie alle möglichen Empfindungen und körperlichen Zustände dienen. Jede kleine Änderung der Herz-, Atem- oder Verdauungstätigkeit (vorübergehende Symptome wie Herzklopfen, Kurzatmigkeit, Übelkeit, Magen- oder Darmbeschwerden) kann genauso Krankheitsbefürchtungen auslösen wie jede harmlose Veränderung der Haut, der Muskelspannung oder der sinnlichen Wahrnehmung (Bläschen, Bluterguss, Rötungszeichen, Brennen oder Jucken auf der Haut, Muskelzuckungen, kurzfristige Beeinträchtigung des Sehens oder Hörens). Daneben können auch seit langem gegebene Umstände und Zustände immer wieder von neuem Krankheitsbefürchtungen aktivieren (Muttermale, Tinnitus, jahrelanger Schwindel oder Harndrang, anhaltende Verstopfung, ständige Kopfschmerzneigung, chronische muskuläre Verspannung).

Die häufigsten hypochondrischen Ängste beziehen sich auf *Krebs* in all seinen Varianten. Krebs gilt bei vielen Menschen nach wie vor als die gefährlichste aller Krankheiten, trotz der zunehmenden Behandlungs- und Heilungserfolge. Krebs wird aber auch wegen der häufig damit verbundenen Schmerzen, belastenden Behandlungsmethoden und Lebenseinschränkungen gefürchtet. Wegen der Lebensgefahr werden vor allem auch plötzlich auftretende *Herz-Kreislauf-Schädigungen* (Herzinfarkt, Schlaganfall und Thrombose) gefürchtet. Andere Krankheiten machen wegen der damit einhergehenden schweren Behinderungen ohne akute Lebensbedrohung Angst, etwa Multiple Sklerose oder Alzheimer-Krankheit. Im Trend liegen auch Krankheitsängste in Bezug auf negative Umwelteinflüsse sowie auf bestimmte aktuelle medial vermittelte Krankheitsbilder (Aids, Rinderseuche BSE, Vogelgrippe, Ebola-Virus, Creutzfeldt-Jakob-Krankheit).

Die derzeitige Definition der Hypochondrie als körperbezogene Befürchtungen oder Überzeugungen vernachlässigt Krankheitssorgen, die sich auf die psychische und geistige Gesundheit beziehen, also Ängste vor Depressionen, Schizophrenie und Demenz. Zahlreiche Menschen mit einer Angststörung oder Depression haben wegen ihrer Konzentrations- und Merkfähigkeitsstörungen Angst vor einer Schizophrenie oder einer Alzheimer-Erkrankung.

Krankheitsängste werden häufig durch Beschwerden ausgelöst oder verstärkt, die einerseits häufig vorkommen und andererseits viele mögliche Ursachen haben können (Schwindel, Müdigkeit, Schwächegefühle, Übelkeit und Schmerzen). Befindlichkeitsstörungen als Folge von Erschöpfung, Stress und Burn-out sowie vorübergehende körperliche Erkrankungszeichen (Erkältung, erhöhte Temperatur, Durchfall) werden von krankheitsängstlichen Personen nicht als das genommen, was sie sind, sondern als Anzeichen einer viel gefährlicheren körperlichen Bedrohung fehlinterpretiert.

Während die eine Gruppe von krankheitsängstlichen Patienten über Jahre hinweg mehr oder weniger dieselben Krankheitsbefürchtungen aufweist, findet man bei einer anderen Gruppe eine Vielzahl von Krankheitssorgen. Die Art der gefürchteten Erkrankung kann im Laufe der Jahre auch wechseln. Die meisten Menschen mit Krankheitsängsten sorgen sich um die Möglichkeit einer eigenen schweren Erkrankung, bei einer Minderheit beziehen sich die Befürchtungen auch auf die mögliche gesundheitliche Gefährdung von anderen Menschen, vor allem von Familienangehörigen oder Freunden und Verwandten. Krankheitsbefürchtungen können latent vorhanden sein, vorübergehend oder dauerhaft im Mittelpunkt des Erlebens stehen und gelegentlich in Panikattacken ausufern. Während die einen Betroffenen nur sich selbst damit quälen, belasten die anderen mit ihren Krankheitssorgen auch ständig ihre soziale Umwelt.

Im Gegensatz zu anderen Patienten mit somatoformen Beschwerden leiden hypochondrische Patienten nicht so sehr unter den Symptomen an sich, sondern vielmehr unter ihrer großen Angst, dass die an sich harmlosen körperlichen Beschwerden für Leib und Leben gefährlich sein könnten. Die Betroffenen sorgen sich weniger um die allgemeine Gesundheit, sondern haben vielmehr Angst vor einer möglichen Erkrankung.

Krankheitsängstliche Patienten mit somatoformen Störungen, die ihre Symptome als Ausdruck einer schweren Erkrankung interpretieren, haben oft kein Verständnis für Körper-Seele-Zusammenhänge. Sie erleben beispielsweise Herzklopfen nicht als Ausdruck von Ärger, sondern als Zeichen einer organischen Störung. Dies ist auch der Grund, warum die Betroffenen oft nicht nur unter ihren tatsächlichen Beschwerden, sondern noch viel mehr unter ihren diesbezüglichen Krankheitsbefürchtungen leiden.

Menschen mit einer Hypochondrie beschreiben dem Arzt ihre Symptome gewöhnlich sehr ausführlich und detailliert. Sie könnten sonst ja schuld daran sein, dass der Arzt etwas übersieht, weil sie ihm nicht alles genauestens berichtet haben. Sie suchen zur Überprüfung ihrer Krankheitsängste verschiedene Ärzte auf und wechseln häufig auch den Arzt, wenn sie das Gefühl haben, nicht die richtige Untersuchung und Behandlung zu erhalten. Ohne Absprache mit dem behandelnden Hausarzt gehen sie auch zu anderen Allgemeinärzten sowie zu Fachärzten – selbst wenn sie dafür zahlen müssen. Nicht selten warten sie schon darauf, dass der Hausarzt in Urlaub geht, um seinen Vertreter dasselbe fragen zu können, was sie bereits mehrfach ihrem Hausarzt vorgetragen haben. Anfängliches überschwängliches Lob für einen bestimmten Arzt (»Sie sind mir als Spezialist für mein Problem empfohlen worden«) kann rasch in Enttäuschung enden (»Ich sehe, Sie können mir auch nicht wirklich helfen«). Viele krankheitsängstliche Menschen gehen im Durchschnitt nahezu wöchentlich zum Arzt (je nach Studie und Personengruppe 24, 40 oder gar 58 Mal pro Jahr).

Sie wünschen von sich aus Untersuchungen (Herzkatheter, Magen- und Darmspiegelung, Laparoskopie, Liquoruntersuchung: Untersuchung der Rückenmarks-Flüssigkeit), die andere am liebsten vermeiden möchten. Tapfer ertragen sie unangenehme Untersuchungsmethoden, motiviert durch die Hoffnung, nur auf diese Weise bestimmte gefürchtete Krankheiten ausschließen zu können. Sie scheuen weder Kosten noch Mühen (teure Besuche in Privatpraxen angesehener Professoren), um einer vermeintlichen Lebensbedrohung zu entkommen. Während sie sich also eingehend untersuchen lassen, lehnen sie dann häufig eine tatsächliche Behandlung entschieden ab, denn dies wäre ja ein Eingeständnis, die gefürchtete Erkrankung bereits in sich zu tragen. Viele krankheitsängstliche Menschen, die über einen längeren Zeitraum Antidepressiva zur Verbesserung der Stimmung und Milderung der Ängste einnehmen sollten, reagieren darauf mit mehr Nebenwirkungen als andere Patienten; sie möchten von den Ärzten keinesfalls als psychisch krank angesehen werden. Wenn krankheitsängstliche Menschen nach der umfangreichen Diagnostik mit der Versicherung der organischen Gesundheit nicht zufrieden sind, sondern bereitwillig auch alle möglichen Behandlungsversuche über sich ergehen lassen, spricht dies dafür, dass sie zudem an quälenden somatoformen Beschwerden leiden.

Hypochondrische Patienten berichten ihrem Arzt spontan oft nur ihre akuten Beschwerden. Die dazugehörigen Überzeugungen und Befürchtungen (bezüglich Aids, Tumor, Gehirnschlag, Herzinfarkt), die ständige Beschäftigung damit, die anhaltende Selbstbeobachtung und die Todesangst berichten sie oft erst nach näherer Befragung.

Einer Überweisung zum Psychiater oder zum Psychotherapeuten stehen die Betroffenen meistens sehr kritisch gegenüber, weil sie sich dadurch hinsichtlich ihrer körperbezogenen Ängste nicht ernst genommen fühlen (»Ich bin doch nicht verrückt«, »Ich bilde mir meine Beschwerden doch nicht ein«, »Ich habe es im Kreuz und nicht im Kopf«). Die Arzt-

Patient-Beziehung ist oft durch Frustration und Ärger auf beiden Seiten gekennzeichnet und großen Belastungen ausgesetzt.

Hypochondrische Patienten sind keine Simulanten, die nicht vorhandene Krankheiten vortäuschen, um daraus einen Vorteil zu ziehen. Sie leiden, weil sie durch ihre an sich harmlosen Beschwerden tatsächlich schwer belastet sind und weil sie ihre Schmerzen und Symptome für gefährlicher halten, als diese tatsächlich sind. Laut Studien weisen auch krankheitsängstliche Menschen, die die Kriterien einer hypochondrischen Störung nicht erfüllen, erhebliche Beeinträchtigungen ihrer Funktionsfähigkeit auf und verursachen dem Gesundheitssystem durch die ständigen Ausschlussuntersuchungen hohe Kosten.

Die konkrete Ausformung von Krankheitsängsten wird auch von der jeweiligen gesellschaftlichen, kulturellen und religiösen Umwelt mitbestimmt. In Großbritannien kreisen die Befürchtungen eher um den Magen-Darmbereich (Angst vor Verstopfung), in Deutschland eher um den Kreislauf (Angst vor zu niedrigem Blutdruck), in den USA eher um immunologische oder Umwelteinflüsse (Angst vor Viren oder chemischen Einwirkungen). Als typische kulturspezifische Befürchtung gilt das *Dhat-Syndrom* in Indien, das in der unberechtigten Angst vor der schwächenden Wirkung des Samenergusses besteht. Häufige sexuelle Betätigung wurde nicht nur von antiken und asiatischen Asketen als Energieverlust abgelehnt, sondern früher auch von der Kirche und noch im 19. Jahrhundert sogar auch von Ärzten, die verschiedene Krankheiten auf häufige Masturbation zurückführten und auf diese Weise etwa die Angst vor Rückenmarksschwindsucht förderten.

Hypochondrische Ängste können in jedem Alter einsetzen. Sie beginnen oft schon in der Pubertät oder im frühen Erwachsenenalter und nehmen häufig mit dem Alter zu, und zwar als Reaktion auf gehäufte psychische Störungen (Depressionen) und körperliche Erkrankungen. Eine hypochondrische Störung neigt zur Chronifizierung. Nur ein Drittel der Betroffenen erreicht ohne Behandlung einen beträchtlichen Rückgang der Krankheitsängste, während zwei Drittel auch nach vielen Jahren noch immer die Hypochondrie-Kriterien erfüllen. Die Heilungschancen sind weitaus besser, wenn Krankheitsängste plötzlich auftreten, etwa nach einer ernsthaften Erkrankung oder nach einem Todesfall. Bei einer schleichenden, bereits jahrelang andauernden Entwicklung sind positive Veränderungen viel schwerer zu erreichen, weil die hypochondrischen Denkmuster oft schon in die Persönlichkeit übergegangen sind. Hier ist schon jede Abschwächung der Krankheitsängste ein Erfolg.

Krankheitswahn – die unkorrigierbare Überzeugung, unheilbar krank zu sein

Krankheitsängste werden zum *Wahn*, wenn sich die Betroffenen – im Gegensatz zu hypochondrischen Personen – nicht einmal für kurze Zeit von Ärzten beruhigen lassen. Sie dulden nicht den geringsten Zweifel bezüglich ihrer Krankheitsvorstellungen und betrachten – für andere Menschen völlig unverständlich – ihre paranoiden Krankheitsängste als absolut berechtigt. Die Betroffenen sind unerschütterlich davon überzeugt, unheilbar krank oder lebensgefährlich infiziert zu sein. Sie glauben, dass ihr Gehirn oder ein inneres Organ schrumpft, ihr Körper durch Insekten oder Parasiten aufgefressen oder durch bestimmte Prozesse völlig aufgelöst wird oder sonst irgendwie innerlich verfaulen müsste. Aufgrund ihrer vermeintlich unheilbaren Erkrankung fühlen sie sich dem Siechtum oder dem Tode nahe. Infolge ihrer häufigen Überzeugung, einen für andere Menschen sehr unangenehmen Geruch auszustrahlen, entwickeln sie ein ausgeprägtes soziales Vermeidungsverhalten.

Eine *wahnhafte Störung, Subtyp hypochondrischer Wahn,* ist dann gegeben, wenn ein unbeirrtes Festhalten, eben eine wahnhafte Ausformung der hypochondrischen Überzeugung, an einer bestimmten Krankheit zu leiden, vorhanden ist, obwohl alle Untersuchungsbefunde nichts dergleichen ergeben. Eine Aids-Phobie kann derart unkorrigierbar sein, dass sie ein geradezu wahnhaftes Ausmaß erreicht. Patienten mit einer Hypochondrie haben dagegen nicht so stark fixierte Krankheitsängste wie Patienten mit einem Krankheitswahn. Sie haben auch weniger bizarre Befürchtungen und sind wenigstens für einen kurzen Zeitraum fähig, sich als gesund anzusehen.

In bestimmten Fällen wird von Ärzten ein hypochondrischer Wahn als Symptom einer schweren Depression diagnostiziert. Häufig besteht nämlich neben dem Krankheitswahn auch eine schwere depressive Episode. Öfter ist der Zusatz »mit psychotischen Symptomen« angezeigt.

Eine wahnhafte Ausprägung einer hypochondrischen Symptomatik ohne weitere psychotische Symptomatik kommt im klinischen Alltag gar nicht so selten vor. Eine klare Unterscheidung zwischen einer hypochondrischen Krankheitsüberzeugung, von der sich die Betroffenen kurzfristig aufgrund negativer Befunde distanzieren können, und einer völlig unkorrigierbaren wahnhaften Fixierung auf eine bestimmte Erkrankung ist in der Praxis manchmal nur schwer möglich.

Krankheitsängste im Rahmen verschiedener Krankheiten – erschwerte Bewältigung anderer Störungen

Nach einem Herzinfarkt, einem Magengeschwür, einer Depression oder einer Panikstörung kann ein Patient auch eine hypochondrische Störung bekommen, genauso wie ein hypochondrischer Patient einen Herzinfarkt, ein Magengeschwür, eine Depression oder Panikattacken erleiden kann. Wenn körperlich Kranke aufgrund ihrer einschneidenden Erfahrungen Krankheitsängste entwickeln oder Hypochonder gleichzeitig oder nacheinander zudem noch unter einer körperlichen bzw. psychischen Störung leiden, spricht man von einer Mehrfacherkrankung *(Komorbidität).*

Personen mit einer Hypochondrie weisen in bis zu 85 % der Fälle gleichzeitig eine Angststörung auf, bei rund 50 % stellt man eine Depression fest. Eine Panikstörung kann entweder durch bereits früher bestehende Krankheitsängste begünstigt oder im Fall unzureichender Bewältigung durch daraus resultierende Krankheitsängste verschlimmert werden. Wenn die Kombination von Panikstörung und Krankheitsängsten zu einem Vermeidungsverhalten im Sinne einer Agoraphobie (Platzangst) führt, entwickelt sich daraus häufig eine Beeinträchtigung der Berufsfähigkeit und privaten Mobilität.

Unter den Zwangskranken weisen vor allem Menschen mit Wasch- und Reinigungszwängen Krankheitsängste auf. Zahlreiche Rituale wie ständiges Händewaschen, Duschen und Säubern der Kleidung und der Wohnung dienen der Beseitigung vermeintlich gefährlicher Keime, die zu einer lebensbedrohlichen Krankheit führen könnten. Während Hypochonder glauben, bereits krank zu sein, wollen Zwangskranke durch ihr Handeln in Form von Ritualen eine Erkrankung unbedingt verhindern. Patienten mit einer Zwangsstörung befürchten also, ähnlich wie Menschen mit einer Krankheitsphobie, eine gefährliche Krankheit zu bekommen, ohne davon überzeugt zu sein, dass sie diese bereits haben.

Wenn Krankheitsängste erst nach einer körperlichen oder psychischen Erkrankung in Erscheinung treten, handelt es sich, wie gesagt, um eine so genannte *sekundäre Hypochondrie.* Verschiedene Patienten mit körperlichen Erkrankungen entwickeln als Folge davon in einer Weise Krankheitsängste, dass sie sich vor dem Auftreten einer neuerlichen Erkrankung oder eines Rückfalls übermäßig fürchten. Herzinfarkt- oder Schlaganfall-Patienten fürchten sich häufig vor neuerlicher, dann allerdings tödlicher Bedrohung. Zahlreiche Krebskranke sind durch Ängste vor einem Rückfall so stark belastet, dass sie keine Freude mehr am Leben haben, obwohl sie von den Ärzten für gesund erklärt wurden und seit vielen Jahren ohne Rückfall leben. Menschen mit verschiedenen Hautkrankheiten, wie etwa Ekzemen, Neurodermitis oder Schuppenflechte, können nach wesentlicher Besserung so große Angst vor einer neuerlichen Entstellung ihrer Haut bekommen, dass sie kaum an etwas anderes denken können.

Zehn Gesichter von Krankheitsangst

> *Hypochondrie ist es nicht bloß, sich ein Leiden, das man nicht hat, einzubilden, sondern Leiden, die man hat, zu aufmerksam zu beschauen.*
>
> *Ernst von Feuchtersleben*

Krankheitsängste in Form von hypochondrischen Krankheitsüberzeugungen und Krankheitsphobien haben viele Gesichter. Wir stellen im Folgenden die zehn häufigsten Ausprägungen anhand bestimmter Lebensschicksale dar. Sie können auch zu einer Selbstdiagnose dienen.

Die Angst vor lebensbedrohlicher Krankheit – Herzinfarkt, Krebs und Aids als tödliche Gefahr

Rund 70 % der Bevölkerung sterben an einer Herz-Kreislauf-Erkrankung (Herzinfarkt, Schlaganfall) oder an Krebs. Es verwundert daher nicht, dass die Angst vor lebensbedrohlichen Krankheiten die häufigste Krankheitsangst ist. Während sich gesunde Menschen nach einem langen Leben einen »schönen Tod« im Schlaf wünschen, fürchten sich krankheitsängstliche Menschen gerade davor, dass ihnen in dieser nächtlichen Schicksalsstunde niemand helfen kann, weil in der Nacht alle möglichen Vertrauenspersonen abwesend sind oder schlafen. Obwohl die Medizin durch frühzeitige Diagnose und rasche Behandlung viele Krebskranke vor einem raschen Tod bewahren kann, verbinden krankheitsängstliche Menschen jede Krebserkrankung noch immer mit dem nahen Ende des Lebens. Eine Aids-Erkrankung wird trotz verbesserter Behandlungsmöglichkeiten oft ebenfalls mit dem sicheren Tod gleichgesetzt.

Viele Menschen mit einer hypochondrischen Störung können durchaus akzeptieren, dass der Tod an sich unausweichlich ist, doch sollte dieser erst nach einem langen erfüllten Dasein und nicht so heimtückisch wie befürchtet daherkommen. Krankheiten, die gut heilbar sind, werden nicht so sehr gefürchtet wie lebensbedrohliche Krankheiten, die die Endlichkeit des Lebens vor Augen führen. Neben Ängsten vor einem tödlichen Herzinfarkt oder einem Schlaganfall kreisen daher die Befürchtungen vieler hypochondrischer Patienten um Krankheiten, die sie aufgrund ihres Krankheitswissens mit einem hohen Todesrisiko verbinden, wie etwa Krebs oder Aids. Die folgenden Beispiele zeigen, wie belastend die Angst vor lebensbedrohlichen Krankheiten sein kann (alle Namen sowie personenspezifische Details wurden – wie bei allen Fallbeispielen in diesem Buch – zwecks Anonymisierung verändert):

Herr Berger, 41, erfolgreicher Manager in der Bauindustrie, litt vor fünf Jahren unter einer Panikstörung als Folge einer beruflichen Überlastung in Verbindung mit gelegentlichem Alkoholmissbrauch als Mittel der Entspannung. Aus Angst vor unangenehmen Herz-Kreislauf-Reaktionen trank er seither keinen Alkohol mehr und begründete dies nach außen hin mit der Einnahme eines Blutdruckmittels. Als 17-Jähriger hatte er seinen Vater durch einen plötzlichen Herzinfarkt verloren. Der Vater hatte Zeit seines Lebens sehr ungesund gelebt. Die Mutter unterhielt im Laufe der Jahre wechselnde Männerbekanntschaften, ohne einen echten Lebenspartner zu haben, sodass der Sohn eine männliche Vertrauensperson schmerzlich vermisste. Die Kombination von Medikamenten und Verhaltenstherapie führte zwar zur Beseitigung der Panikstörung, aber im Laufe der Zeit entstanden herzphobische Ängste: Er befürchtete, erhöhter Blutdruck könne einen plötzlichen Herzinfarkt auslösen. Schließlich lebte er ähnlich ungesund wie sein Vater, obwohl er keinen Alkohol trank. Er erwartete sich eine Beruhigung durch häufiges Puls- und Blutdruckmessen. Die Angst vor erhöhtem Blutdruck führte aufgrund der muskulären Anspannung öfter zu leicht erhöhten Werten, die seine Befürchtungen erst recht verstärkten. Seine Auslandstätigkeit wurde zunehmend durch die Angst erschwert, weit weg von seiner Frau und seinen beiden kleinen Kindern sterben zu müssen. Nach den Urlaubswochen fiel ihm der Abschied von der Familie immer schwerer. Er befürchtete, seine Lieben nie wiederzusehen. Dies gestand er sich lange Zeit nicht wirklich ein, dachte er doch, dass er durch die immer häufigeren medizinischen Untersuchungen wegen anhaltender Brustschmerzen bei verschiedenen Fachärzten körperliche Sicherheit gewonnen hätte. Er erhielt die Diagnose *somatoforme autonome Funktionsstörung, kardiovaskuläres System* (Herzphobie). Doch mit dem Ausufern seiner Krankheitsängste in Richtung Schlaganfall oder Beinvenenthrombose wurde eine allgemeine Hypochondrie immer offensichtlicher. Einer neuerlichen Behandlung durch Psychiater und Psychotherapeuten stand er skeptisch gegenüber, weil ihm diese, wie er meinte, nicht wirklich helfen könnten. Er setzte seine ganze Hoffnung auf verschiedene Kardiologen, die ihn übereinstimmend für herzgesund erklärten, allerdings zu einem gesünderen Lebensstil rieten. Er wusste, dass er sich eine andere Tätigkeit suchen sollte, aber er tat es nicht, denn ein Ausstieg aus dem lukrativen Job kam aus finanziellen Gründen nicht in Frage. Ein längeres Gespräch bei seinem verständnisvollen Hausarzt, der als Psychotherapeuten-Ersatz fungierte, machte ihm schließlich deutlich, dass seine Brustschmerzen und Blutdruckschwankungen mit Muskelverspannungen mit einer unbändigen Wut über seinen unmittelbaren Vorgesetzten zusammenhingen. Er wechselte nun doch den Arbeitsplatz; innerhalb von drei Monaten verschwanden alle Krankheits- und Todesängste.

Frau Herbst, 39, Mutter zweier Töchter im Alter von 12 und 15 Jahren, erhielt wegen ihrer Krebsängste von ihrem Hausarzt die Diagnose »Karzinophobie«, um die stigmatisierende Bezeichnung »hypochondrische Störung« zu vermeiden. Begonnen hatte alles mit der Angst vor Brustkrebs nach einer Brustdrüsenentzündung in der Stillzeit des jüngeren Kindes. Sie tastete später beide Brüste täglich so heftig ab, dass sie immer wieder Druckschmerzen entwickelte, die ihre Krebsängste erst recht verstärkten. Nur die Angst vor der Strahlenbelastung hinderte sie daran, die Brust alle zwei Monate untersuchen zu lassen. Im Laufe der Zeit entwickelten sich auch große Ängste vor verschiedenen Krebsarten im Unterleib. Gebärmutter-, Scheiden-, Magen-, Darm- und Blasenkrebs hielt sie aufgrund ständiger unerklärlicher Unterbauchschmerzen für möglich. Ergebnislos besuchte sie verschiedene Fachärzte, die übereinstimmend meinten, ihre Beschwerden müssten psychosozial bedingt sein. Entweder liege die Ursache in ihrer Ehe oder in ihrer Persönlichkeit. Als sie zum dritten Mal zur stationären gynäkologischen Abklärung in das städtische Krankenhaus eingewiesen wurde, entdeckte dort eine Psychologin die Ursache für ihre Krankheitsängste. Frau Herbst war als Jugendliche mehrfach von ihrem Vater sexuell missbraucht worden und litt später als Ehefrau zunehmend darunter, dass ihr alkoholkranker Partner mit einer Alkoholfahne von ihr Sex wollte. Gleichzeitig befürchtete sie, ihre ältere Tochter könne ein ähnliches Schicksal wie sie selbst erleiden. Hinter ihren Krankheitsängsten stand der verständliche Wunsch: Lieber tot sein als so weiterleben! Am liebsten hätte sie sich scheiden lassen, doch dies kam aus finanziellen Gründen nicht in Frage. Die Angst vor dem Tod stellte sich letztlich als die Angst vor dem weiteren Leben heraus. Ihre Krankheitsängste flauten ab, als sich für ihr Leben bessere Aussichten abzeichneten, nachdem ihr Mann auf ihr Drängen hin eine Alkoholbehandlung begonnen hatte.

Herr Weber, 47, verheiratet, Bankangestellter, hatte ein mehrmonatiges Verhältnis mit einer Arbeitskollegin und litt in den Jahren danach unter der panischen Angst, an Aids zu erkranken. Er hatte beim Sex kein Kondom verwendet. Immer wieder stellte er sich bildhaft vor, wie er jämmerlich zugrunde ging. Hinter einer leichteren körperlichen Befindlichkeitsstörung als Folge beruflicher Überlastung vermutete er bereits die ersten Anzeichen einer ausbrechenden Aids-Erkrankung. Mehrere negative Aids-Tests konnten seine Krankheitsängste und Schuldgefühle nicht beseitigen. Aus Angst, seine ahnungslose Frau mit Aids anzustecken, mied er jeden Sexualkontakt mit ihr, was diese mit der Zeit erstaunte und verunsicherte. Am liebsten hätte er zum Schutz seiner Frau ein Kondom verwendet, doch da sie die Pille nahm, konnte er keinen plausiblen Grund dafür finden, ohne seine Untreue offenbaren zu müssen. Er ließ seine Frau im Glauben, er sei beruflich so angespannt, dass ihm Sex keinen Spaß mehr mache. Er dachte in Wirklichkeit: Wenn schon bei ihm Aids ausbrechen sollte, vielleicht erst nach Jahren, hätte es seine unschuldige Frau nicht verdient, ebenfalls daran zu erkranken und sterben zu müssen. Seine Aids-Phobie hatte ihm seine frühere Lust auf andere Frauen gründlich verdorben. Aus Angst vor dem Dahinsiechen bis zum Tod verzichtete er lange Zeit auf sexuelle Erfüllung, selbst bei seiner Ehefrau. Bei einer Paartherapie wurde das Grundproblem des Paares in der mangelnden gegenseitigen Zärtlichkeit gefunden, bedingt durch die gemütsarme Sozialisation in der jeweiligen Herkunftsfamilie.

Die Angst vor körperlicher Behinderung – Schlaganfall und Multiple Sklerose als bleibende Beeinträchtigung

Akute Krankheiten kann die Medizin heute relativ gut behandeln oder durch Impfungen verhindern. Dank der ärztlichen Kunst und medizinischer Technologie bleiben die Menschen immer länger am Leben, verbringen aber immer längere Phasen ihres Lebens im Zustand einer chronischen Erkrankung oder Behinderung. Und so steigt die Angst vor chronischen Krankheiten, je mehr die moderne Medizin in der Lage ist, das Leben der Menschen zu verlängern. Angst machen vor allem Krankheiten, die mit einer bleibenden schweren Behinderung verbunden sind, wie etwa ein überstandener Schlaganfall, eine fortgeschrittene Multiple Sklerose, eine koronare Herzkrankheit, ein Diabetes mellitus mit schweren Folgeerkrankungen oder eine schwere Nierenerkrankung samt Dialysebehandlung. Welche Krankheiten im Mittelpunkt der Aufmerksamkeit stehen, hängt stark mit dem Krankheitswissen der Betroffenen und deren Lebenserfahrungen zusammen.

Herr Schuster, 64, Rentner, lebte nach dem Tod seiner Ehefrau vor vier Jahren in einem riesigen Haus ganz allein. Er war seither ständig von der Angst geplagt, einen Schlaganfall zu erleiden und völlig bewegungsunfähig auf dem Boden zu liegen, fernab vom rettenden Telefon. Eine Lähmung mit Sprachstörungen betrachtete er als das Schlimmste, das ihm passieren könnte. In der ersten Zeit nach dem Verlust seiner Frau zeigte er eine durchaus einfühlbare depressive Reaktion leichteren Ausmaßes. Im Laufe der Monate und Jahre malte er sich immer deutlicher aus, wie er als Pflegefall seinen Lebensabend in einem Altersheim verbringen müsste, ohne seinen Ruhestand genießen und durch zahlreiche Reisen interessant gestalten zu können. Seine Frau lebte mehr als zwei Jahrzehnte lang mit einem Diabetes II und starb schließlich in der Folge davon an einem Gehirnschlag. Er dagegen war zeitlebens gesund und dachte, dass er wegen eines Schlaganfalls nicht gleich sterben müsste, wohl aber für den Rest seines Lebens behindert sein könnte. Seine ständigen Krankheitsbefürchtungen ließen erst nach, als er sich wieder stärker der Außenwelt zuwandte, in einer Seniorenvereinigung aktiv wurde und eine Stammtischrunde gründete.

Frau König, 43, Verwaltungsangestellte, erlebte zwei Fälle von Multipler Sklerose in der Verwandtschaft. Sie entwickelte aufgrund einer vorübergehenden Gehstörung als Folge eines Bandscheibenleidens eine unkontrollierbare Angst vor Multipler Sklerose. Sie war wegen des familiär bedingten Gefährdungsrisikos in zwei verschiedenen neurologischen Abteilungen eingehend untersucht worden – mit dem Ergebnis, dass keinerlei Hinweis auf diese Erkrankung bestand. Die längere Ungewissheit bis zum endgültigen Untersuchungsergebnis hatte bei ihr jedoch zu einer Fixierung auf diese Thematik geführt. Immer wieder stellte sie sich vor, später doch einmal im Rollstuhl zu landen. Und das, obwohl ihr die Ärzte mitgeteilt hatten, dass sogar für den Fall einer Erkrankung durch die neueren Medikamente die schweren Folgen früherer Zeiten verhindert werden könnten. Das Bild ihrer Erkrankung war von den Erfahrungen mit ihrer Tante geprägt, die nach jahrelangem Gehen am Stock schließlich doch einen Rollstuhl benötigte. Ihr Gefühl, beim Gehen irgendwie eingeschränkt zu sein, löste die Angst aus, nicht rasch genug bei Kreuzungen den Zebrastreifen überqueren und den öffentlichen Bus besteigen zu können. Ihre ständige Selbstbeobachtung beim Gehen, ursprünglich im Rahmen der Angst vor Multipler Sklerose entstanden, blieb auch nach Ausschluss dieser Krankheit bestehen. Obwohl sie nichts stärker fürchtete als eine Einschränkung ihrer Bewegungsfreiheit, verhielt sie sich als Gesunde wie eine körperbehinderte Frau, die vor jedem Treppensteigen und Bergwandern Angst hat. Die Kombination einer Physiotherapie zum Abbau der chronischen Verspannung und einer Verhaltenstherapie zur Überwindung der angstbedingten Mobilitätseinschränkung stärkte ihr Selbstvertrauen. Dieses wiedergewonnene Vertrauen in ihre derzeit vorhandenen Fähigkeiten verminderte auch ihre Angst vor der Zukunft.

Die Angst vor Leiden und Schmerzen – schmerzbetonte Krankheiten als Ausdruck von Hilflosigkeit und Ohnmacht

Zahlreiche krankheitsängstliche Patienten fürchten nicht in erster Linie den Tod oder eine lebenslängliche schwere Behinderung, sondern betrachten Kranksein vor allem unter dem Aspekt eines sehr unangenehmen Leidenszustandes, den sie mit Ohnmacht und Hilflosigkeit, nicht selten auch mit der Sinnlosigkeit des weiteren Lebens verbinden. Mit den Möglichkeiten der Hightech-Medizin am Leben gehalten zu werden, dabei aber keinerlei Lebensqualität mehr zu haben fürchten, zahlreiche Menschen als würdelosen Zustand. Eine typische Frage lautet: »Was hat das Leben noch für einen Sinn, wenn ich nur noch leiden muss, ohne Aussicht auf Besserung?« Die zunehmende Diskussion um das Recht auf einen selbstbestimmten Tod bei medizinischer Aussichtlosigkeit nimmt in verschiedenen westlichen Staaten gerade bei dieser Frage ihren Ausgangspunkt.

Viele Menschen denken darüber nach, ob es angesichts von so viel Leid in der Welt tatsächlich einen Gott gibt oder warum Gott – sofern es ihn gibt – so viel Not und Elend zulässt. Die verschiedenen Religionen versuchen auf die Frage nach dem Leiden in der Welt eine Antwort zu geben. Unglücklicherweise haben sich die christlichen Kirchen in der Vergangenheit einseitig darauf beschränkt, Krankheiten und Schmerzen der Menschen als gottgewollt darzustellen, etwa als Buße für verschiedene Sünden. Schon im Alten Testament, im Buch Hiob, geht es um die Frage, warum sogar der Gerechte leiden muss. Krankheit wird als Prüfung gesehen, ob der Mensch nicht nur an guten Tagen, sondern auch in Zeiten des Leidens an Gott glauben kann. Aber die Frage nach dem konkreten Sinn eines langen Leidens bleibt unbeantwortet. Ob religiös oder nicht: Die Angst vieler Menschen vor Krankheit geht oft mit der Angst vor schwerem Leiden einher. Sie fürchten sich mehr vor dem qualvollen Sterben unter unerträglichen Schmerzen, angesichts derer der Tod wie eine Erlösung erscheint.

Herr Hofer, 49, Elektriker, litt seit Jahren unter chronischen Rückenschmerzen, die sich nach einer Bandscheibenoperation im Bereich des vierten und fünften Lendenwirbels nur vorübergehend besserten. Er begehrte zur vermeintlichen Linderung seiner Schmerzen auch eine Operation im darunterliegenden Bandscheibenbereich, doch die Ärzte waren wegen dieses nur leichten Vorfalls dazu nicht bereit. Mit Klagen über anhaltende Schmerzen wandte er sich immer wieder an die neurologischen Abteilungen und Schmerzambulanzen der Krankenhäuser seiner Heimatstadt. Die Experten erklärten ihm übereinstimmend, dass seine Organbefunde angesichts seines Leidensdrucks gar nicht so schlecht seien, verglichen mit anderen Patienten, die bei ähnlichen Befunden viel weniger über Schmerzen klagten. Er war über das Unverständnis der Ärzte sehr enttäuscht und anfangs sogar verärgert, als man ihn zur Behandlung auf die psychosomatische Abteilung überwies, mit der Diagnose »anhaltende somatoforme Schmerzstörung«. Aus Angst vor Schmerzen bei jeder Bewegung begann sich der frühere Hobby-Sportler körperlich stark zu schonen, vor allem aufgrund der unberechtigten Überzeugung, durch jede stärkere Bewegung einen schweren Bandscheibenvorfall auszulösen. Laut Neurologen und Physiotherapeuten verstärkte dieses ängstliche Vermeidungsverhalten die chronische Verspannung noch zusätzlich. Es hatte sich ein Angst-Schmerz-Teufelskreis entwickelt, der durch eine stationäre psychosomatische Behandlung durchbrochen werden konnte. Positive Erfahrungen mit dem Körper verminderten die frühere Angst vor Schmerzen bei jeder Bewegung.

Herr Burger, 53, selbstständiger Kaufmann, erhielt die Diagnose einer Helicobacter-pylori-Infektion, die zu einer Darmkrebserkrankung führen kann. Er begann sich davor zu fürchten. Vor allem beschäftigte ihn die Angst vor unerträglichen Schmerzen. Trotz der Versicherung seiner Ärzte, dass im Bedarfsfall eine wirksame Schmerzmedikation erfolgen würde, dachte er ständig daran, dass sein Leben bei anhaltend quälenden Schmerzen keinen Sinn mehr hätte. Manchmal sagte er sich sogar, er würde seinem Leben lieber ein Ende bereiten, als unter Schmerzen so dahinzuvegetieren wie ein Tier. In der Psychotherapie erkannte er, dass sein Leben bisher nur auf Leistung ausgerichtet war; jede Leistungsminderung – auch durch Krankheit – galt als persönliche Unfähigkeit und Wertlosigkeit. Anhaltende Schmerzen hielt er für eine unerträgliche Belastung, auch für seine Familie. Er konnte sich früher nicht vorstellen, für andere noch wertvoll zu sein, wenn sie ihn wegen einer krankheitsbedingten Behinderung und anhaltender Schmerzen betreuen müssten. Während einer Therapiestunde im Beisein seiner Ehefrau begann er aus tiefer Betroffenheit zu weinen, als ihm diese versicherte, ihn auch im Fall von schwerer Krankheit und starkem Leiden noch genauso zu lieben wie vorher.

Die Angst vor unerklärlichen Alltagssymptomen – Schwindel und Übelkeit als Anlass für einen Ärzte-Marathon

Viele Menschen fürchten anhaltende Alltagssymptome, entweder weil diese bedrohliche Ursachen haben könnten oder weil sie die Lebensqualität erheblich beeinträchtigen. Zu den häufigsten nichtorganischen (»somatoformen«) Symptomen zählen Schwindel und Übelkeit. Sie sind nicht selten Anlass zu einer Ärzte-Odyssee. Die Mitmenschen belächeln die Betroffenen oft als wehleidig und hypochondrisch, doch für sie selbst gilt: Die Symptome mögen zwar harmlos sein, aber es könnten ja gefährliche Krankheiten dahinterstecken. Irgendetwas müssen die Symptome besagen, sonst wären sie ja nicht vorhanden. Die Verunsicherung steigt, wenn jeder Arzt trotz negativer Befunde andere Vermutungen über die Ursache äußert oder Medikamente verschreibt, obwohl die wahren Ursachen der Störung noch gar nicht bekannt sind. Immer häufiger werden bei harmlosen körperlichen Symptomen Antidepressiva verordnet, weil die Ärzte psychische Ursachen vermuten, aber die Betroffenen fühlen sich dadurch als nervenkrank abqualifiziert.

Frau Schneider, 43, engagierte Lehrerin und Mutter von drei schulpflichtigen Kindern, entwickelte vor zwei Jahren chronischen Schwindel mit dem Gefühl, nicht mehr sicher gehen und nicht mehr gut sehen zu können. Sie klagte über Gleichgewichtsstörungen und einen verschwommenen Blick. Je nach Erklärung der Ärzte bekam sie im Laufe der Zeit unterschiedliche Krankheitsängste. Die Ursache könnte im Gehirn, in der Halswirbelsäule, in den Augen, in den Ohren oder in einem niedrigen Blutdruck liegen. HNO- und Augenärzte sowie Fachärzte für Innere Medizin und Neurologie konnten jedoch keinen auffälligen Befund erheben. Das Schlimmste war für sie nicht der Schwindel an sich, sondern ihre Angst, unter einer unerklärlichen Krankheit zu leiden, die im Laufe der Jahre immer schlimmer werden könnte. Frau Schneider wollte früher alle Aufgaben perfekt erledigen, um alles unter Kontrolle zu haben: den Unterricht, die Kindererziehung, die Betreuung ihrer chronisch kranken Mutter sowie den Haushalt und den riesigen Garten. Sie führte eine unglückliche Ehe, von der sie sich durch berufliche und häusliche Überforderung abzulenken versuchte. Sie litt lange Zeit lieber unter Schwindel und verschiedenen Krankheitsängsten, als sich die Ungeborgenheit in ihrer Ehe einzugestehen. Scheidungsbereit konfrontierte sie schließlich ihren Gatten mit ihren Vorstellungen von einer guten Ehe, was zu einer deutlichen Verbesserung ihrer Partnerschaft und ihres Schwindels führte.

Stefan, ein 17-jähriger Schüler mit hoher Intelligenz und großem Leistungsehrgeiz, bekam seit dem Kindergartenalter starke Übelkeitsgefühle, wenn er mit bestimmten Aufgaben konfrontiert wurde. Vor wichtigen Prüfungen wurde ihm genauso schlecht wie vor und während der Schulausflüge, die mit einer mehrtägigen Trennung von zu Hause verbunden waren. Wegen Übelkeit, mitunter in Verbindung mit quälenden Bauchschmerzen, musste er wiederholt von den Eltern aus der Schule abgeholt werden, vor allem auch, weil er Angst vor einer akuten Blinddarmentzündung hatte. Aufgrund dieser Beschwerden wurde ihm schließlich mit 13 Jahren der Blinddarm wegen des Verdachts auf eine chronische Blinddarmreizung entfernt. Später war er bei Magenbeschwerden öfter überzeugt, mindestens ein Magengeschwür, wenn nicht gar Magenkrebs zu haben. Auf sein Drängen hin wurde er in zwei Krankenhäusern untersucht – ohne organischen Befund. Als guter Fußballspieler entwickelte er mit 16 Jahren bei einem Entscheidungsspiel plötzlich so starke Schwindelgefühle und die Angst umzufallen, dass er sich nicht mehr zu belasten wagte und jeden Sport aus Angst vor Überforderung aufgab. Aus Angst vor einem Kreislaufkollaps ging er eine Zeit lang nicht einmal mehr allein zur Schule. Er musste vom Vater oder der Mutter mit dem Auto zum Unterricht gebracht werden. So wie er früher aus Angst vor Übelkeit den Unterricht verlassen hatte, blieb er jetzt zunehmend vom Unterricht fern – aus Angst, wegen der Schwindelgefühle vom Stuhl zu fallen. Er recherchierte viel im Internet, wo er las, dass ein derartiger Schwindel bei Jugendlichen auf einen Tumor im Kleinhirn hinweisen könnte. Es entwickelten sich entsprechende Ängste, die erst durch eine Gehirn-Tomografie beseitigt werden konnten. In der Psychotherapie stellte sich heraus, dass er als Sohn stets bemüht war, seinem strengen Vater alles recht zu machen. Krankheit war für ihn die einzige Möglichkeit zu versagen, weil er sich dafür nicht schuldig fühlte. Die Erwartung einer Krankheit diente gleichsam der Vertuschung seiner Versagensängste, denn er hatte die Vorstellung, dass sein Vater ihn nur dann liebte, wenn er Höchstleistungen erbrachte.

Die Angst vor Ansteckung – Wasch- und Reinigungszwänge als Mittel der Angstbewältigung

Hinter Wasch- und Reinigungszwängen stehen oft starke Krankheitsängste, wenn sie nicht mit Ekelgefühlen als Folge des Kontakts mit bestimmten Substanzen oder Gegenständen zusammenhängen. Man befürchtet, sich mit irgendetwas Gefährlichem zu infizieren und dann auch andere Menschen anzustecken und schuld an deren Leid oder Tod zu sein. Übermäßiges Händewaschen, Duschen, Umkleiden und Säubern der Wohnung sollen vermeintlich gefährliche Erkrankungen verhindern.

Derartige Zwänge scheinen anfangs selbst für die Betroffenen absolut sinnlos zu sein, erzeugen aber große innere Unruhe, wenn sie nicht sofort ausgeführt werden. Erst durch den sehr belastenden Verzicht auf Zwangsrituale ist eine heilsame Auseinandersetzung mit den Verseuchungsängsten möglich, vor allem auch mit verschiedenen verdrängten Gefühlen und Problemen.

Frau Ecker, 35, Hausfrau mit zwei kleinen Kindern, litt seit der ersten Schwangerschaft unter einem Wasch- und Reinigungszwang. Sie hatte damals nach vorübergehenden Schwangerschaftskomplikationen die Angst, ein behindertes Kind zu bekommen, wenn sie nicht auf äußerste Sauberkeit achtete. Einige Jahre vorher war ihre Mutter an Magenkrebs gestorben. Frau Ecker war überzeugt, dass ihre Mutter deshalb krank wurde, weil sie als Landwirtin vor dem Essen nie ihre Hände (die angeblich mit landwirtschaftlichen Chemikalien verunreinigt waren) gewaschen hatte. Sie selbst verbrachte täglich mehrere Stunden damit, ihre Hände zu waschen und zu duschen. Durch übertriebenes Reinigen der Wohnung und häufiges Wäschewaschen versuchte sie potenziell gefährliche Keime zu entfernen, um sich und ihre Familie vor Krankheiten zu schützen. Aus Angst, durch ihr Menstruationsblut ihre Kinder mit einer Krankheit anzustecken, beachtete sie während ihrer Periode so strenge Hygieneregeln wie bei einer hochansteckenden Krankheit. Am meisten machte ihr aber zu schaffen, dass ihr Ehemann während ihrer Schwangerschaften und einige Zeit danach mit einer Arbeitskollegin eine sexuelle Beziehung geführt hatte. Seine Begründung: In dieser Zeit sei er sexuell zu kurz gekommen. Frau Ecker befand sich in einem Dilemma: Durch vermehrten Sex mit ihrem Gatten könnte sie sich trotz Kondoms mit Aids anstecken, bei sexueller Zurückhaltung könnte sie ihn erst recht wieder in die Arme seiner Arbeitskollegin treiben. Im Laufe der Psychotherapie erkannte sie, dass hinter ihrer Angst vor Krankheit ganz andere Gefühle steckten: eine unbändige Wut auf ihren Mann, sie nicht nur betrogen, sondern über die Jahre zu Hause auch zu wenig unterstützt zu haben. Mit ihrem Waschzwang wollte sie letztlich nicht nur Krankheitskeime, sondern vielmehr ihren Ekel in Bezug auf ihren Mann entfernen und die Sauberkeit in der Wohnung wiederherstellen. Ihre Krankheitsängste verhinderten auch die Auseinandersetzung mit der Frage, was sie im Leben später noch erreichen wollte, außer »nur« Mutter, Ehefrau und Hausfrau zu sein.

Herr Albrecht, 47, Kraftfahrer, entwickelte nach dem Krebstod seines alleinstehenden geschiedenen Bruders eine Angst vor »Todeskeimen« mit dem Bedürfnis, diese abzuwaschen. Er betreute zuerst intensiv seinen schwerkranken Bruder, regelte dann alle Begräbnis-Angelegenheiten und kümmerte sich später auch um dessen Grab. Im Laufe der Zeit bekam er immer stärker das Gefühl, durch den engen körperlichen Kontakt mit seinem krebskranken Bruder, aber auch durch die Berührung von Sarg und Grab des Bruders den »Geruch des Todes« auf seinem Körper und seiner Kleidung zu tragen und diesen in seiner Wohnung zu verbreiten. Er entwickelte umfangreiche Reinigungsrituale. Aus Angst vor dem eigenen Tod durch den Kontakt mit angeblichen Todeskeimen konnte er lange Zeit nicht mehr den Friedhof besuchen und das geerbte Haus des Bruders betreten. In der Psychotherapie wurde ihm bewusst, dass er als potenzieller Träger von »Todeskeimen« weniger seinen eigenen Tod fürchtete, sondern vielmehr besorgt war, zu Hause seine geliebte Frau und seine zwei schulpflichtigen Kinder anzustecken und ohne sie weiterleben zu müssen. Er hätte dann nach dem Tod des Bruders durch seine Schuld alles verloren, was den Sinn seines Lebens ausmachte.

Die Angst vor umweltbedingten Schädigungen – Umweltgifte und falsche Ernährung als Gefährdung der Gesundheit

Zahlreiche Menschen leiden unter einer »Chemophobie«, einer krankhaften Angst vor schädlichen Umwelteinflüssen. Diese Symptomatik wurde früher »multiple chemische Sensitivität« genannt und ist seit einiger Zeit als *idiopathische Umweltintoleranz* oder *Umweltkrankheit* bekannt. Zentrales Merkmal ist der Umstand, dass verschiedene Personen beim Kontakt mit bestimmten Stoffen (Reinigungsmitteln, Sprays, Auto- und Industrieabgasen) weit unterhalb der toxisch wirksamen Dosierung subjektiv verschiedene Beschwerden erleben. Die Betroffenen klagen über schädliche Auswirkungen bestimmter Umweltstoffe auf ihren Körper, empfinden großen Leidensdruck und fühlen sich von den Ärzten oft unverstanden. Sie leiden laut Fachleuten unter einer somatoformen Störung, führen ihre Beschwerden jedoch auf negative Umwelteinwirkungen zurück, vor allem auf bestimmte Schadstoffe in der Luft, in Lebensmitteln oder Wohnungseinrichtungsgegenständen. Nicht Umweltgifte, wie etwa bestimmte Chemikalien, Holzschutzmittel, Elektro-smog oder verschiedene Strahlen und andere Stoffe, die bei genauen Untersuchungen in der behaupteten krankheitserzeugenden Wirksam-keit nicht nachgewiesen werden können, machen die Betroffenen krank, sondern die ständige Angst davor – was diese allerdings heftig bestrei-ten.

Sogenannte Umweltkranke behaupten, einen sensibleren Körper als andere Menschen zu haben, weshalb sie für Schadstoffe empfänglicher seien als andere und daher Umweltgifte fürchten müssten. Zweifellos können schädliche Umwelteinflusse unsere Gesundheit gefährden. Aber bei verschiedenen körperlichen und seelischen Beschwerden, die von »Umweltkranken« auf negative Umwelteinwirkungen zurückgeführt werden, sind aufgrund der meist nur geringen Schadstoffkonzentratio-nen keine derartigen Auswirkungen nachzuweisen.

Wurde früher häufig Amalgam in der Zahnbehandlung als krank-machend beschuldigt, drehen sich die Diskussionen heute oft um die Aufstellung von Funkverstärker-Masten für Handys. Doch was macht krank, wenn Menschen in der Nähe von Antennen über Beschwerden wie Schlafstörungen, Konzentrationsprobleme, Herzrasen, Bluthoch-druck und Ohrensausen klagen – der Antennenwald auf den Dächern oder die Angst vor gefährlichen Strahlen? 9 % der Deutschen bezeichnen sich als durch den Mobilfunk gesundheitlich beeinträchtigt. Personen, die sich für elektrosensibel halten, fühlen sich durch die elektromagneti-schen Felder der Handystrahlung besonders belastet. Unabhängig von den noch ausstehenden endgültigen Erkenntnissen über die möglichen Langzeitfolgen der Handystrahlung ist festzuhalten, dass sich zahlreiche angeblich elektrosensible Personen bereits vor der Inbetriebnahme von Handymasten beeinträchtigt fühlen. Sie können also nicht unterschei-den, ob eine Antenne ein- oder ausgeschaltet ist. Wie können sich Men-schen, die selbst täglich ihr Handy benutzen, vor Antennenstrahlen fürchten? Zumindest ein Teil der Erklärung ist darin zu suchen, dass sich Anwohner dem Bau von Handymasten ohnmächtig ausgeliefert fühlen. Obwohl die Strahlung des eigenen Handys meist deutlich größer ist als die einer solchen Antenne, haben die Betroffenen das Gefühl, durch ihr eigenes Telefonierverhalten Einfluss auf das Ausmaß der Handystrah-lung zu haben, während dies bei den rund um die Uhr strahlenden An-tennen nicht der Fall ist. Es geht somit um den Verlust von Einfluss und Kontrolle.

Im Bereich der Ernährung wird deutlich, dass deutsche Verbraucher die Risiken von Umweltgiften und Tierseuchen im Essen überschätzen, ihr eigenes Fehlverhalten bei der Ernährung dagegen nicht ernst genug nehmen. Nach einer repräsentativen Erhebung haben die Deutschen in Zusammenhang mit der Ernährung mehr Angst vor Salmonellen und BSE als vor Diabetes und Herzinfarkt. 60,9 % der Befragten fürchten sich beim Einkauf vor verdorbenen Speisen, 56,6 % vor Krankheitserregern wie Salmonellen, 54,3 % vor krebsverursachenden Inhaltsstoffen wie Schimmelpilzen, doch nur 32,2 % haben Angst davor, durch falsche Ernährung Krankheiten zu bekommen.

Herr Schwaiger, 51, Techniker, war nach dem scheidungsbedingten Umzug in eine neue Wohnung überzeugt, durch die Industrieabgase in dieser Gegend, aber auch durch verschiedene Stoffe in der billig eingerichteten Wohnung erkrankt zu sein. Er klagte über Kopfschmerzen, Müdigkeit, allgemeine Schwäche, Konzentrationsstörungen, Augenbrennen, Reizhusten, Übelkeit und Völlegefühl. Vor allem aufgrund der ständigen Reizung der Nasenschleimhäute hatte er den Eindruck, giftige Dämpfe einzuatmen. Keiner der zahlreichen aufgesuchten Fachärzte konnte eine bestimmte organische Ursache seiner Symptome nachweisen. Das bestärkte seinen Glauben an eine umweltbedingte Erkrankung, denn als Techniker wisse er, wie gefährdet der Mensch durch die moderne Industrie sei. Aus Enttäuschung über die Medizin schloss er sich als »Umweltkrüppel« einer Umweltschutzorganisation an. Er wollte sich von den Ärzten nicht für psychosomatisch krank erklären lassen, sondern an mehr Umweltbewusstsein in der Bevölkerung und der Politik mitarbeiten.

Die Furcht vor schädlichen Umwelteinflüssen zeigt sich oft auch auf dem Gebiet der Ernährung. Die Angst vor den gesundheitlichen Folgen falscher Ernährung kann durchaus ein Ansporn zu einem besseren Gesundheitsverhalten sein, treibt jedoch oft auch seltsame Blüten. Ein amerikanischer Arzt, der jahrelang bei sich und seinen Patienten verschiedene Diäten praktiziert hatte, bis er sich schließlich aus Angst vor ungesunder Ernährung sogar weigerte, Gemüse zu essen, das vor mehr als einer Viertelstunde geerntet worden war, beschrieb im Jahr 1997 eine neue Form der Essstörung, nämlich die *Orthorexie*, wörtlich übersetzt: »richtiger Appetit«. Immer mehr Menschen, vor allem aus der jüngeren Generation, leiden unter diesem krankhaften Gesundessen, bei dem die exzessive Beschäftigung mit gesundem und richtigem Essen im Mittelpunkt steht. Die krankhafte Fixierung auf gesundes Essen und auf die Vermeidung angeblich ungesunden Essens beruht auf der Angst vor falscher Ernährung und entsprechenden Folgekrankheiten. Oft werden Nahrungsmittel nach Kalorien-, Nährwert- und Vitamintabellen in »gesund« oder »schädlich« eingeteilt. Den Betroffenen ist der Spaß am Essen aus Angst vor möglichen gesundheitlichen Folgen gründlich vergangen. Ihr Verhalten ähnelt dem von Magersüchtigen, die ebenfalls eine lange Liste verbotener Nahrungsmittel erstellen, aber mit dem Unterschied, dass hier nicht die Menge des Essens im Vordergrund steht, sondern die Qualität der Lebensmittel. Die meisten orthorektischen Menschen sind von ihrer Persönlichkeit her ängstlich-zwanghaft-perfektionistisch veranlagt und haben ein starkes Bedürfnis, sich selbst und alles andere ganz unter Kontrolle zu haben. Sie weisen eine angstbedingte Genussstörung auf. Der gesundheitliche Wert der Speisen zählt bei ihnen stets mehr als der lustvolle Genuss der Mahlzeiten. Die Betroffenen halten immer mehr Lebensmittel für schadstoffreich, krebs- und allergieauslösend oder sonst irgendwie ungesund, sodass sie schließlich nur noch Gemüse, Obst, bestimmte Getreideprodukte und Nahrungsmittel aus einem deklarierten Bio-Laden essen. Diese Einengung auf »gesundes« Essen führt dazu, dass orthorektische Personen nicht mehr in einem Lokal in geselliger Runde mitessen können – oder sie kommen mit dem eigenen Essen zum Treffen angereist. Oft versuchen sie, andere Menschen zu einem »gesunden« Leben zu bekehren, und terrorisieren Familienmitglieder damit, dass sie sich ebenfalls ausschließlich »gesund« ernähren sollen.

Frau Reiter, 32, Physiotherapeutin, entwickelte im Laufe der Jahre ein zwanghaftes Gesundessen, aus Angst, durch die übliche Ernährung auf Dauer krank zu werden. Aus Sorge um die Gesundheit verbot sie ihrem Ehemann und ihrer fünfjährigen Tochter immer mehr Lebensmittel als ungesund und bereitete die angeblich nur wenigen wirklich gesunden Lebensmittel, wie etwa Biogemüse, Bioobst und Biogetreideprodukte, in aufwändiger Weise zu. Eingekauft wurde nicht mehr in Supermärkten, sondern in Bio-Läden oder direkt bei Bio-Bauern. Fleisch wurde gänzlich gestrichen, was bei ihrem Mann anfänglich zu Protest führte, bis er sich schließlich dem Regime seiner Frau fügte, um ständigen Streit zu vermeiden. Ein Essen im Restaurant kam aus Misstrauen gegenüber jeder fremden Küche nicht mehr in Frage. Keine einzige Speise wurde aus reinem Genuss verzehrt. Ihre Tochter musste auf bestimmte Leckereien, wie sie alle Kinder lieben, verzichten. Wenn das Kind nicht folgen wollte, wies die Mutter darauf hin, dass man von Süßigkeiten krank werden und später wegen Übergewicht sogar daran sterben könne. Sie wollte auch ihre Eltern und die Familie ihres Bruders »missionieren«. Bei Verwandtschaftstreffen kam es immer häufiger zum Streit, weil sie nur noch über die richtige Ernährung dozierte und an sonst nichts mehr interessiert war. Sie betrachtete sich als Ernährungsexpertin und fühlte sich durch ihr Wissen den anderen überlegen, was ihr den Vorwurf von Überheblichkeit einbrachte. Sich selbst und ihre Familie erzog sie immer mehr zu einem einseitigen statt ausgewogenen Ernährungsverhalten. Die Folge: Bei der Tochter stellte der Arzt eine Mangelernährung fest. Als selbsternannte Ernährungsberaterin nahm sie das aber nicht zur Kenntnis – ebenso wenig wie die Diagnose, dass sie unter einer ängstlich-zwanghaften Persönlichkeitsstörung litt.

Die Angst vor psychischem Zusammenbruch – Schizophrenie und Depression als gesellschaftliche Stigmatisierung

Krankheitsängste sind nach dem internationalen Diagnoseschema auf körperliche Krankheiten bezogen. Deshalb ist die Hypochondrie der Gruppe der somatoformen Störungen zugeordnet. Aber die Erfahrung zeigt, dass sich viele Menschen vor psychischen Störungen in ähnlicher Weise und mit ähnlich schwerwiegenden Folgen fürchten wie andere Personen vor körperlichen Erkrankungen. Das bekannteste Beispiel sind Menschen mit einer Panikstörung, die auch außerhalb von Panikattacken zunehmend die Angst entwickeln, sie könnten verrückt werden, und deswegen sogar manchmal von sich aus eine stationäre psychiatrische Behandlung suchen. Sie möchten den gefürchteten Ausbruch einer Geistes- oder Gemütskrankheit verhindern, bei der sie dazu fähig sein könnten, sich selbst oder geliebten Menschen etwas anzutun. Derartige Ängste werden oft nach Medienberichten akut, wonach eine Person sich umgebracht hat oder »durchgedreht« ist und ihre ganze Familie ausgerottet hat. Tatsächlich besteht oft eine hohe innere Anspannung aufgrund partnerschaftlicher, familiärer oder beruflicher Probleme. Die Betroffenen sind dabei emotional so angespannt, dass sie glauben, sie könnten dies auf Dauer nicht aushalten und stellten für sich und andere eine Gefahr dar.

Herr Binder, 24, Student, hatte ursprünglich eine Panikstörung mit der Angst, an einem Herzinfarkt zu sterben. Mehrere schwere Panikattacken und zahlreiche medizinische Abklärungen vermittelten ihm schließlich die Gewissheit, dass er im Großen und Ganzen körperlich gesund sein müsse. Im Laufe der Zeit verschob sich seine krankheitsängstliche Besorgtheit auf den Bereich der psychischen Störungen. Nach einer vereinzelten Panikattacke überlegte er, wie die Ärzte eigentlich ausschließen könnten, dass er verrückt werde. Er erinnerte sich an seinen früheren gelegentlichen Cannabis-Missbrauch mit seltsamen Phänomenen und ängstigte sich zunehmend wegen einer Depersonalisation, eines eigenartigen Entfremdungsgefühls sich selbst gegenüber: als ob er neben sich stünde, sich gleichsam »gespalten« erlebte und sich bei allem zuschaute. Diese Symptomatik trat vor allem gegen Ende seines Studiums aufgrund von Prüfungsstress gehäuft auf, hatte aber auch mit einem massiven Partnerschaftskonflikt zu tun. Er empfand eine unbändige Wut auf seine Freundin, die ihn mehrfach mit einem gemeinsamen Freund betrogen hatte. Bei jeder kleinen Auseinandersetzung befürchtete er, seine Partnerin könnte sich wieder auf diesen Mann einlassen. Als angehender Akademiker machte er sich zunehmend Sorgen um seinen Verstand. Als ehemaliger Panikpatient mit großen Ängsten vor einem Herzinfarkt bekam er plötzlich auch noch die Angst, er könnte sich »in Panik« selbst etwas antun und sein Leben sowie das seiner Freundin auslöschen. Er fürchtete bestimmte Medienberichte, wie etwa die Nachricht über den Amoklauf eines vorher angeblich völlig unauffälligen Menschen, der plötzlich eine ganze Familie auszurotten imstande war, oder die Bekanntgabe des Suizids eines früher sehr lebenslustigen Menschen. Hatte er früher bei Panikattacken das Gefühl des totalen Kontrollverlusts über seinen Körper, so fürchtete er sich später ohne Panikattacken ständig davor, die Kontrolle über seinen Verstand zu verlieren. Von seinem Hausarzt neuerlich empfohlene Antidepressiva lehnte er ab, weil es laut Internet-Informationen schon vorgekommen war, dass ein Patient nach der Einnahme derartiger Mittel Suizid beging. Den empfohlenen Psychiater suchte er nach der ersten Sitzung nie wieder auf, weil ihm dieser zur erhofften Linderung seiner Depersonalisationsgefühle ein Neuroleptikum verschrieben hatte, das laut Beipackzettel zur Behandlung von Schizophrenie vorgesehen war – was seine Angst vor dieser Krankheit verstärkte. Als er schließlich doch eine Psychotherapie begann, wurde ihm bald deutlich, was mit ihm wirklich los war. Der Zweifel an seinen Fähigkeiten während des Studiums und seine Partnerkrise hatten zu einem Zweifel an seinem Verstand geführt. Er wollte sein Studium mit den bestmöglichen Noten abschließen, um rasch einen hochqualifizierten Posten zu bekommen. Gleichzeitig befand er sich auch in einem Gefühlskonflikt mit seiner Freundin: Einerseits wollte er sich stärker durchsetzen, andererseits bekam er dann Angst, sie könnte ihn zugunsten eines anderen Mannes verlassen.

Frau Reinhardt, 29 Jahre alt, verheiratet, kinderlos, wünschte sich nach erfolgreicher begonnener Berufstätigkeit unbedingt ein Kind, fürchtete sich aber vor einer Wochenbettdepression und einer Stillpsychose, in der sie ihr langersehntes Kind plötzlich ablehnen könnte. Ihre eigene Mutter war nach der Geburt ihrer jüngeren Schwester eine Zeit lang wegen Depressionen behandelt worden, weshalb sie nun selbst Angst hatte, die hormonellen Veränderungen im Umfeld der Schwangerschaft oder der Geburt könnten bei ihr eine schwere psychische Störung bewirken. Sie befand sich in einem Konflikt: Sollte sie eine Schwangerschaft riskieren, mit der Aussicht, eine Depression zu bekommen, oder sollte sie doch noch einige Jahre länger berufstätig sein, wie dies auch ihr Ehemann vorgeschlagen hatte, für den ein Kind ohnehin noch zu früh kam? Aus Angst vor einer psychischen Erkrankung als Folge einer Schwangerschaft verzichtete sie zwei Jahre lang bewusst auf ein Kind und wurde im Laufe der Zeit immer trübseliger, als viele gleichaltrige Frauen um sie herum Kinder bekamen. Sie merkte auch, dass ihr die Berufstätigkeit keinen Spaß mehr machte und ihr Leben auch sonst immer freudloser wurde. Diese Entwicklung verstärkte nun erst recht ihre Ängste vor einer Wochenbettdepression. Der konsultierte Hausarzt empfahl ihr »zur Stabilisierung« für ein halbes Jahr die Einnahme eines milden Antidepressivums – was sie selbst als Beweis für ihre Neigung zur Depression interpretierte. Damit war sie auch ohne Schwangerschaft schon in eine psychische Krise geraten, die sie immer gefürchtet hatte. Als Alternative zu einem Medikament suchte sie für kurze Zeit eine Psychotherapie auf, um ihre Gefühle und ihre Situation zu klären. Sie entschied sich für eine Schwangerschaft und bekam ein gesundes Kind – ohne psychische Probleme. Aus Freude darüber schickte sie ein Foto ihres Babys an ihren früheren Psychotherapeuten und fügte auf der beiliegenden Karte folgende Worte hinzu: »Sie hatten Recht: Aus Angst vor dem Restrisiko einer möglichen psychischen Erkrankung war ich dabei, die Hoffnung auf jene riesengroße Freude aufzugeben, von der ich jetzt beseelt bin.«

Die Angst um den Verstand – Alzheimer-Krankheit als Verlust der Selbstverfügbarkeit

Die heute allgemein akzeptierte Definition von Krankheitsängsten vernachlässigt neben der Angst vor psychischen Störungen auch die relativ häufigen Ängste vor geistigem Verfall. Die Angst vor der Alzheimer-Krankheit befällt zahlreiche Menschen mit psychischen Krankheiten oder mit stressbedingten Konzentrationsstörungen ohne erhebliche psychische Störungen. Vor allem depressive Patienten ab dem Alter von etwa 50 Jahren sind häufig aufgrund von Aufmerksamkeits- und Gedächtnisstörungen überzeugt, zunehmend dement zu werden. Wie bei körperlichen Funktionsstörungen und harmlosen körperlichen Symptomen sind auch hier nicht die Aufmerksamkeits- und Gedächtnisstörungen selbst das Hauptproblem, sondern deren Interpretation als Anzeichen eines geistigen Verfalls.

Frau Schubert, 54, Chefsekretärin, entwickelte als Folge familiärer, beruflicher und wohl auch ererbter Belastung eine schwere depressive Episode. Sie war überzeugt, die Alzheimer-Krankheit zu bekommen und binnen kurzer Zeit arbeitsunfähig zu werden. Sie führte ihre depressiv bedingte Aufmerksamkeits- und Gedächtnisstörung auf eine Erkrankung des Gehirns zurück und ließ sich in ihrer Sichtweise auch nicht von den behandelnden Psychiatern umstimmen. Wegen ihrer ständigen Klagen über einen geistigen Abbau wurde eine umfangreiche psychologische Untersuchung durchgeführt, bei der sich durchwegs gut durchschnittliche Werte ergaben. Sie interpretierte die Testergebnisse als Beweis für ihre »Verblödung«, weil sie früher bei allen Aufgaben bestimmt überdurchschnittliche Werte erreicht hätte. Mit der Aufhellung ihrer Depression fand sie tatsächlich wieder zu ihrer früheren Leistungsfähigkeit zurück.

Herr Rotter, 59, Informatiker und Leiter eines von ihm gegründeten Software-Unternehmens, fühlte sich durch den Stress in seinem Beruf belastet. Er meinte, dass er alles besser bewältigen könnte, wenn er geistig nicht so stark nachließe. Er klagte über Vergesslichkeit bei alltäglichen Dingen wie Telefonnummern, Kundennamen und terminlichen Verpflichtungen. Beim Leistungsvergleich mit seinem Sohn, ebenfalls Informatiker und künftiger Firmenchef, habe er immer größere geistige Defizite festgestellt. Er litt unter der großen Angst, wegen einer

beginnenden Alzheimer-Krankheit seine Firma nicht wie geplant wei-
terführen zu können. In Wirklichkeit konnte er seine Unterlegenheit im
Vergleich mit der Leistungsfähigkeit seines akademisch bestens ausge-
bildeten Sohnes nicht zugeben und suchte die Erklärung dafür in einem
geistigen Abbauprozess. Es wäre sonst ein Zeichen von persönlicher
Schwäche und Unfähigkeit, wenn sein Sohn tatsächlich besser sein
sollte als er, der renommierte Firmengründer. Eine derartige Kränkung
seines Selbstwertgefühls konnte er als völlig Gesunder niemals ertragen. Nur über die gefürchtete Alzheimer-Erkrankung konnte er sich
geschlagen geben. Heilend für ihn war der in der Psychotherapie ihm
aufgetragene Satz an seinen Sohn: »Lieber Martin, ich bin stolz auf dich,
darauf, dass du mein Werk besser fortsetzen wirst, als ich es mit meinen
Voraussetzungen vermocht hätte.« Von da an gab er seinen eifersüch-
tigen, verbissenen inneren Kampf gegen seinen Sohn auf und zog sich
zugunsten anderer befriedigender Aktivitäten früher als geplant aus der
Firma zurück.

Die Angst vor Rückfall oder Krankheitsverschlimmerung – sekundäre Hypochondrie als nicht verarbeitete Krankheitserfahrung

Eine überstandene lebensbedrohliche Erkrankung prägt sich in den Körper und ins Gedächtnis der Betroffenen ein. Im schlimmsten Fall spricht
man von einer posttraumatischen Belastungsstörung, wenn die erlebte
Lebensbedrohung immer wieder so auftritt, als geschähe sie in diesem
Augenblick noch einmal. Ein Teil der Menschen, die einen Herzinfarkt,
einen Schlaganfall, eine Lungenembolie, eine Krebserkrankung oder
eine andere schlimme Krankheit überlebt haben, verharrt in ständiger
ängstlicher Sorge vor dem realen Wiederauftreten der überstandenen
Krankheit, die dann beim nächsten Mal mit dem Tod enden könnte.
Ärztliche Beruhigungsversuche unter Einsatz jedweder Ausschlussdiag-
nostik bezüglich einer neuerlichen Erkrankung verfehlen häufig ihre
Wirkung, weil die Betroffenen das selbstverständliche Vertrauen in die
Funktionsfähigkeit ihres Körpers verloren haben. Massive Krankheits-
ängste als Folge einer überstandenen oder anhaltenden ernsthaften kör-
perlichen oder psychischen Erkrankung, die erwähnten *sekundären
Krankheitsängste*, wären ohne die erlebte Krankheit nicht aufgetreten.
　　Fachleute sprechen von einer *Progredienzangst*, wenn körperlich

schwerkranke Menschen, wie etwa Krebskranke, zu Recht ein Fortschreiten ihrer Erkrankung fürchten. Es handelt sich dabei um eine angemessene Furcht angesichts einer realen Bedrohung. Bei einer anhaltenden schweren Erkrankung, wie etwa Diabetes mellitus, kann die Angst vor einer Krankheitsverschlimmerung auch dann unkontrollierbar sein, wenn die behandelnden Ärzte – mit der Vorbedingung eines gesundheitsbewussten Lebens – beruhigende Aussagen abgeben.

Herr Moser, 47, Schlosser, war nach einem Herzinfarkt vor drei Jahren so sensibilisiert, dass er bei jeder harmlosen Wahrnehmung im Brustbereich Panikattacken bekam. Immer wieder rief er wegen eines vermeintlichen Herzinfarkts den Notarzt – mit dem Ergebnis, dass er die Diagnose »Panikstörung bei Zustand nach Herzinfarkt« erhielt und nach seinem Herzinfarkt aufgrund seiner Erwartungsängste häufiger im Krankenhaus war als jemals zuvor. Die Abteilung für Innere Medizin des städtischen Krankenhauses nahm ihn mehrfach zur Beruhigung für eine Nacht auf, bis sich ein neuer Oberarzt dafür nicht mehr zuständig fühlte und ihn kurzerhand in die Psychiatrie überwies. Dies kränkte ihn sehr, denn dadurch fühlte er sich als verrückt abgestempelt – als glaubte man ihm, der einen Herzinfarkt mit viel Glück überlebt hatte, nichts mehr.

Frau Kern, 43, Verkäuferin, entwickelte vor vier Jahren nach einem ausgedehnten Hirntumor mit vollständiger Entfernung des krankhaften Gewebes anhaltende Ängste vor einer neuerlichen Erkrankung. Die beruhigend gemeinten Worte des Hausarztes, der konsultierten Neurologen und sogar des seinerzeit operierenden Neurochirurgen verfehlten ihre Wirkung. Frau Kern überstrapazierte die Geduld der Ärzte in einer Weise, dass diese angesichts ihrer ständig gleichen Fragen ärgerlich wurden. Die ausgeprägten Krankheitsängste waren für Frau Kern von der Vernunft her plausibel zu erklären, von ihren Gefühlen her jedoch nicht zu bewältigen. Ihre anhaltenden Kopfschmerzen erinnerten sie immer wieder an jenen Kopfdruck, den sie monatelang ertragen hatte, bevor endlich ein Neurologe auf die Idee kam, eine Gehirn-Tomografie anzuordnen, bei der dann der Tumor entdeckt wurde. Vor diesem lebensgeschichtlichen Hintergrund verlangte sie viel häufigere Untersuchungen, als von der üblichen medizinischen Verlaufsbeobachtung her ohnehin geplant waren. Sie hatte Angst, dass die Ärzte etwas übersehen könnten und dass sie wiederum mit einem weit fortgeschrittenen Hirntumor konfrontiert wäre. Die ständige

ängstliche Anspannung wegen einer möglichen neuerlichen Tumor-
erkrankung hatte zu einer Fixierung auf ihren Kopf geführt, bei dem sie
jede Empfindung übersensibel registrierte. Sie hätte die leichteren
Dauerkopfschmerzen, wie sie nach Hirnoperationen über einen längeren Zeitraum durchaus üblich sind, viel besser ertragen und bewältigen
können, wenn sie diese nicht immer wieder als Zeichen einer neuerlichen Erkrankung fehlinterpretiert hätte.

Herr Gruber, 52, technischer Zeichner, erlebte vor fünf Jahren nach
einer Routine-Untersuchung von seinem Diabetes II, einen großen
Schock. Obwohl seine Mutter ebenfalls daran erkrankt und letztlich an
den Folgen gestorben war, hatte er trotz Übergewicht und ungesunder
Ernährung früher niemals Ängste bezüglich einer Zuckerkrankheit oder
gar wegen möglicher Folgekrankheiten gehabt. Er erkannte, dass er die
Gefahr, selbst zu erkranken, völlig unterschätzt hatte, und wollte nun
sein Möglichstes zur Krankheitsbewältigung tun. In bester Absicht las er
zahlreiche Bücher über Diabetes, doch es blieben ihm vor allem die
schlimmsten Auswirkungen des Diabetes lebhaft im Gedächtnis haften.
Im Geiste spielte er die schlimmsten Folgekrankheiten durch, die ihn im
Laufe der Jahre erwarten konnten: Herzinfarkt, Gehirnschlag, Nieren-
funktionsstörung mit Dialysebehandlung, Polyneuropathie, Amputation
eines Beins, Netzhauterkrankung der Augen, Impotenz, Depression,
nachlassendes Denkvermögen. Trotz eines guten Diabetes-Manage-
ments mit Ernährungsumstellung und regelmäßiger körperlicher Betätigung fiel es ihm immer schwerer, weiterhin ein zufriedenes Leben zu
führen. Er befürchtete für den Fall einer nicht tödlichen Krankheitsent-
wicklung eine Verschlechterung der Ehe ohne sexuelle Beziehung, ein
vorzeitiges Ausscheiden aus dem Beruf sowie Pflegebedürftigkeit zu
Hause oder gar in einem Heim. Immer wieder verlangte er Untersuchungen und Versicherungen von Seiten der Ärzte, dass sein Leben bei
seinem guten Krankheitsmanagement auch in absehbarer Zukunft nicht
wirklich gefährdet sei. Aber die ärztlichen Beruhigungsversuche wirkten immer nur für einen kurzen Zeitraum.

Die Angst vor dem Älterwerden und körperlichem Verfall – das Alter als gefürchtetes Krankheitsrisiko

Nach einer repräsentativen Umfrage haben 75 % der Deutschen Angst vor körperlichem und geistigem Verfall im Alter. Laut einer anderen Befragung fürchten sich in Deutschland 75 % vor einer Pflegebedürftigkeit im Alter (auf die Hilfe anderer angewiesen sein), 67 % vor einer Krankheit und 59 % vor dem Abbau der geistigen Fähigkeiten.

Das zunehmend höhere Durchschnittsalter der Bevölkerung als Resultat des medizinischen Fortschritts führt zu einer Häufung von Krankheiten, die gerade von Menschen mit Krankheitsängsten sehr gefürchtet werden: Herz-Kreislauf-Erkrankungen, Krebs, Schlaganfall, Diabetes mit Folgeerkrankungen, Altersdemenz und Altersdepressionen.

Chronische Krankheiten im Alter, die mit einer erhöhten Pflegebedürftigkeit einhergehen könnten, werden vor allem deswegen gefürchtet, weil sie zur Einweisung in ein Altersheim führen könnten. Die Angst, wegen körperlichen und/oder geistigen Verfalls den Lebensabend nicht mehr in der eigenen Wohnung verbringen zu können, quält zahlreiche Menschen bereits dann, wenn sie leichtere Altersbeschwerden verspüren.

Viele jüngere Menschen haben ein Bild vom Alter, das vom Umgang mit Personen geprägt ist, die sich schon im letzten Lebensdrittel befinden und fast nur noch Gespräche rund um die Themen Krankheiten, Arztbesuche, Medikamente, Kuraufenthalte und über sonstige Heilmaßnahmen führen. Menschen mit Ängsten vor dem Alter übersehen häufig, dass ältere Mitbürger heutzutage wesentlich gesünder sind als frühere Generationen und dass das Alter heute Chancen bietet, die früher undenkbar waren.

Cato der Ältere, römischer Staatsmann und Philosoph, stellte bereits im 2. Jahrhundert v. Chr. fest: »Alle wollen es werden, keiner will es sein: alt.« Sein Ausspruch gilt mehr denn je, auch für die heutige Zeit: Viele von uns wollen steinalt werden und dabei möglichst geistig fit und körperlich gesund bleiben, am besten mit 100 Jahren ohne längere Erkrankung plötzlich ins Grab fallen. Der Traum von der ewigen Jugend – ein verständlicher Wunschtraum des modernen Menschen – wird durch eine stetig ansteigende Zahl von Anti-Aging-Substanzen mit der Versprechung ewiger Jugend genährt.

In Wirklichkeit ist das Alter meist mit einer Häufung von Krankheiten verbunden. Wenn wir uns vor Krankheiten fürchten, fürchten wir uns oft auch vor dem Alter. Wir müssen lernen, mit der höheren Erkrankungswahrscheinlichkeit im Alter gut umzugehen, vor allem auch, indem wir rechtzeitig anfangen, möglichst gesund zu leben. Regeln für ein gesundes Leben zu befolgen verbessert die Lebensqualität, garantiert aber nicht unbedingt ein längeres Leben. Mit der Hoffnung auf ein längeres Leben und der Angst vor dem Alter und entsprechenden Krankheiten spekuliert mittlerweile eine ganze Industrie, die uns einreden will, dass wir ohne entsprechende Mittel nicht auskommen werden, wenn wir bei guter Gesundheit alt werden möchten.

Herr Angerer, 59, Rentner, wurde bereits mit 53 Jahren von seinem früheren Dienstgeber, der österreichischen Post, aus dem aktiven Dienst entlassen – offiziell wegen eines Bandscheibenleidens, das ihn aber beruflich nicht nennenswert beeinträchtigte, inoffiziell wegen des großen Personalüberhangs, der die Konkurrenz mit privaten Postdiensten erschwerte. In den letzten Jahren beschäftigte er sich ständig in überbesorgter Weise mit wechselnden körperlichen Beschwerden, die ihn früher teilweise auch plagten, aber wegen seiner persönlich befriedigenden Berufstätigkeit hatte er sie nicht wahrgenommen oder nicht überbewertet. Er klagte über verschiedene körperliche Beschwerden wie Schmerzen beim Gehen, ein Beklemmungsgefühl im Brustbereich, ein Gefühl von Atemnot, ein Brennen auf der Haut, Übelkeit und Magenbeschwerden sowie Probleme beim Harnlassen und beim Stuhlgang. Zahlreiche medizinische Abklärungen ergaben keinen auffälligen Organbefund. Seit dem Ruhestand fehlten Möglichkeiten einer sinnvollen Beschäftigung ebenso wie ausreichende Sozialkontakte; deshalb war die ständige Inanspruchnahme des Arztes und des Gesundheitssystems seine wichtigste Tagesstrukturierung. Hier eine Therapie, dort eine Therapie – nichts half wirklich. Herr Angerer entwickelte immer größere Krankheitsbefürchtungen. Er meinte, unheilbar krank zu sein und künftig elend dahinsiechen zu müssen, wenn ihm die Ärzte nicht wirklich helfen könnten. Seine Ängste vor dem Älterwerden beruhten auf der Überlegung: »Ich bin schon seit Jahren krank und bislang durch keine Therapie gesünder geworden, also kann es mit zunehmendem Alter nur noch schlechter werden.« Sein Hausarzt konnte ihn schließlich zu einer Behandlung in einer psychosomatischen Klinik überreden, wo er lernte, mit seinen Beschwerden besser umzugehen. Dort erkannte er vor allem auch, dass er durch die Ausgliederung aus dem Arbeitsprozess sozial vereinsamt war und seine früheren Interessen verloren hatte. Umfangreiche Freizeitaktivitäten und verstärkte Sozialkontakte machten schließlich das Leben wieder lebenswert, und das Älterwerden erschien ihm nicht mehr als so bedrohlich.

Frau Wieser, 56, Friseurin mit früher sehr attraktivem Äußerem, kam jahrelang mit dem normalen körperlichen Alterungsprozess nicht zurecht. Sie befürchtete, Krankheit könne sie unattraktiv machen. Sie gab Unsummen aus, um Falten, Altersflecken und schlaffe Haut mithilfe der Schönheitsmedizin beseitigen zu lassen. Ständig sorgte sie sich – auch nach gründlicher dermatologischer Abklärung – wegen eines möglichen Hautkrebs als Folge ihrer früher sehr ausgiebigen Sonnenbäder. Vor einer Brustkrebserkrankung mit der notwendigen Entfernung einer Brust fürchtete sie sich aus Sorge um mangelnde sexuelle Attraktivität. Früher sehr lebenslustig, entwickelte sie im Rahmen normaler Beschwerden der Wechseljahre mit leichteren Stimmungsschwankungen außerdem die Sorge, an einer hormonell bedingten Altersdepression zu erkranken. Im Rahmen einer kürzeren Psychotherapie wurde ihr bewusst, dass sie ihren Selbstwert auf ihre Figur reduziert hatte; ihr Mann war aus beruflichen Gründen immer seltener zu Hause und lebte immer ausgiebiger sein eigenes Leben; die beiden Kinder, deren Entwicklung sie durch ihre liebevolle Fürsorge sehr gefördert hatte, wohnten glücklich verheiratet weit weg von ihr. Als Ersatz für private Kontakte war sie in eine Runde von Frauen geraten, die sich ausschließlich mit dem äußeren Erscheinungsbild und dem Älterwerden beschäftigten. Neue Sozialkontakte mit zahlreichen Aktivitäten brachten mehr Schwung in ihr Leben und stärkten ihr Selbstwertgefühl.

Teil 2
Krankheitsängste –
wie sie entstehen und das Leben
beeinträchtigen

Mein Körper ist derjenige Teil der Welt, den meine
Gedanken verändern können. Sogar eingebildete
Krankheiten können wirkliche werden. In der
übrigen Welt können meine Hypothesen die Ord-
nung der Dinge nicht stören.

Georg Christoph Lichtenberg

Im zweiten Teil dieses Buches machen wir Sie mit 20 häufigen Ursachen und mit zehn typischen Folgezuständen bei Krankheitsängsten bekannt. Die Trennung zwischen Ursachen und Folgen ist hier einigermaßen künstlich, denn die klinische Erfahrung zeigt, dass häufig Wechselwirkungen bestehen. Manche Verhaltensweisen, wie etwa das Bedürfnis nach Rückversicherung bei Angehörigen, Ärzten oder bei medizinischen Informationsdiensten, sind einerseits Ursache und andererseits die Folge von Krankheitsängsten.

Zwanzig häufige Ursachen für Krankheitsängste

Grundsätzlich kann man drei Arten von Ursachen für Krankheitsbefürchtungen unterscheiden: Neigungen/Prädispositionen (z. B. genetische oder konstitutionelle Faktoren wie etwa eine angeborene rasche psychovegetative Ansprechbarkeit), Auslöser (z. B. Todesfälle) und Verstärker (z. B. Stress). Viele Krankheitsängste sind meist nicht durch eine einzige Ursache, sondern durch ein ganzes Ursachenbündel zu erklären. Aus diesem Grund können auch unterschiedliche Behandlungsmethoden zielführend sein.

Krankheitsängstliche Menschen waren in der Kindheit, in der Jugend oder im späteren Leben oft mit Erfahrungen konfrontiert, die ihre hypochondrischen Ängste geprägt und konkret ausgerichtet haben. Viele hypochondrische Patienten haben im Vergleich zu anderen Personen mehr Kindheitstraumata erlebt, vor allem körperliche und sexuelle Gewalt, aber auch ganz allgemein unsichere Bindungen (Tod eines Elternteils, Scheidung der Eltern, Trennung von den Eltern, emotionale Vernachlässigung durch die Eltern).

Oft haben eigene frühkindliche Erkrankungen oder Erfahrungen mit kranken Familienmitgliedern oder Bekannten die spätere Fixierung auf die Krankheitsthematik verstärkt. Verunsicherungen im Leben durch die Erfahrung von Krankheit, Behinderung oder Tod, aber auch negative Erfahrungen mit dem Gesundheitssystem bewirken eine Unsicherheit bezüglich des aktuellen Gesundheitszustandes sowie ein Sicherheitsverhalten mit dem ständigen Bestreben, Rückversicherung bei Ärzten oder Verwandten zu erhalten.

Krankheitsängste entwickeln sich in einem mehrstufigen Prozess. Frühere Erfahrungen (Tod oder schwere Erkrankung von Angehörigen) begünstigen die Entwicklung unpassender Denkmuster (»Symptome sind immer Ausdruck einer schweren Erkrankung«, »Wenn man körperliche Symptome hat, kann man nicht wirklich gesund sein«). Bestimmte Ereignisse im späteren Leben (eigene unerklärliche Symptome, Medienberichte über gefährliche Erkrankungen wie etwa Aids) führen zur Aktivierung der seit langem latent vorhandenen falschen Grundannahmen. Automatische, also unbewusste negative Gedanken und Vorstellungen (»Meine Symptome können auf eine Krebserkrankung hinweisen«) lösen schließlich Krankheitsängste aus. Diese zeigen sich auf vier Ebenen: im Verhalten (Vermeidung, verstärkte Selbstbeobachtung, Rückversicherungen bei Ärzten und Angehörigen), im Gefühlsbereich (Ängste, depressive Reaktion), im Denken (ständiges Grübeln über ein minimales Restrisiko, Vorstellungen über den schlimmstmöglichen Krankheitsverlauf) und in der körperlichen Befindlichkeit (erhöhte vegetative Erregung, verstärkte körperliche Symptome).

»Sicherheit und Geborgenheit hat es in meinem Leben nicht wirklich gegeben« – mangelnde Bindungssicherheit von klein auf

Wenn bei Kindern nicht von Anfang an enge Bindungen an eine oder mehrere Bezugspersonen aufgebaut werden, kann dies für die psychische und körperliche Gesundheit gefährlich werden. Die Bindungsforschung der letzten Jahrzehnte hat zu allgemein anerkannten Einsichten geführt. Bindung ist – ähnlich wie Ernährung und Sexualität – ein genetisch geprägtes menschliches Grundbedürfnis. Jedes Kind braucht Bindung und Nähe zu versorgenden Bezugspersonen. Eine enge emotionale Beziehung zwischen Mutter und Kind dient von Geburt an der Sicherung des menschlichen Überlebens. Stabile Beziehungen zu wichtigen Bezugspersonen vermitteln uns Sicherheit und ermöglichen uns, positive Erwartungen an die soziale Umwelt aufzubauen. Die Bindungserfahrungen, die wir in der Kindheit und Jugend gesammelt haben, prägen unsere späteren Verhaltensmuster und Sozialbeziehungen. Sie beeinflussen auch die Art und Weise, wie wir im Laufe des Lebens auf Trennungen und Verlusterlebnisse reagieren.

Störungen beim Aufbau des Bindungsverhaltens, wie etwa Trennung oder Scheidung der Eltern, emotionale Vernachlässigung, Zurückweisung, körperliche oder sexuelle Traumatisierung, führen zu erhöhter psychovegetativer Aktivierung als Ausdruck der existenziellen Bedrohung. Unsichere Bindungen in Kindheit und Jugend bewirken gesteigerte körperliche Stressreaktionen und begünstigen dadurch psychosomatische Störungen, Angststörungen und Depressionen. Neben Bindungsstörungen in Form unsicherer Eltern-Kind-Beziehungen im Kindes- und Jugendalter bewirkt auch die Erfahrung von Alkohol- und Drogenmissbrauch oder schwerwiegender Erkrankung eines Elternteils eine allgemeine Verunsicherung des Kindes. Eine solche Verunsicherung fördert zumindest bei sensiblen Personen eine Unsicherheit über den aktuellen Gesundheitszustand.

Die erhöhte körperliche Alarmbereitschaft kann sich verselbstständigen. Sie wird von den Betroffenen dann nicht mehr als Ausdruck einer Bedrohung von außen, sondern als Bedrohung der Person durch den eigenen Körper interpretiert. Das ebnet dann den Weg in Richtung Krankheitsängste. Angesichts des belastenden Scheidungskriegs der Eltern kann ein sechsjähriges Kind, das davon Bauchschmerzen bekommt, plötzlich fragen: »Mama, muss ich nicht sterben, wenn ich jetzt Bauchweh habe?« In ähnlicher Weise kann ein Erwachsener plötzlich herzbezogene Beschwerden mit Todesängsten entwickeln, sobald er befürchtet, dass seine Ehe nicht mehr lange halten wird.

Unsicher gebundene Menschen möchten oft über Symptome und Krankheitsverhalten eine sichere Zuwendung erreichen. Angehörige und Ärzte reagieren jedoch häufig nur auf die angebotenen Symptome, im Laufe der Zeit noch dazu mit immer größerer Verärgerung. Die Betroffenen bekommen damit genau das nicht, was sie sich wünschen, nämlich Beziehungssicherheit. Nicht einmal die nächsten Angehörigen und die behandelnden Ärzte können auf Dauer das ständige Klagen über objektiv nicht nachweisbare körperliche Beeinträchtigungen ertragen. Es entwickelt sich ein Teufelskreis: Je mehr ein Patient über den Weg des Krankheitsverhaltens Zuwendung und Bestätigung sucht, desto weniger erlebt er sie, bedingt durch die zunehmend ärgerliche Haltung der Mitmenschen über die Krankheitsfixierung.

Krankheitsängstliche Patienten haben oft nicht gelernt, ihre Bedürfnisse nach Sicherheit und Geborgenheit auszudrücken. Auch über den Weg von Symptomen und Krankheiten erreichen sie auf Dauer nicht das, wonach sie sich sehnen: die Bestätigung ihrer Person und nicht nur ihrer physischen Gesundheit.

Es ist eine folgenschwere Tatsache: Unsichere Eltern-Kind-Beziehungen oder reale Verlusterfahrungen in der Kindheit oder in der Jugend führen später häufig zu Verlustängsten und mangelndem Vertrauen in die Zukunft und in Beziehungen. Nach psychoanalytischer Auffassung werden Verlust- und Trennungsängste im Laufe der Zeit immer mehr von den ersehnten guten Kontakten zu wichtigen Bezugspersonen entkoppelt und auf den Körper übertragen. Man sorgt sich dann nicht mehr primär um die Verlässlichkeit bedeutsamer sozialer Beziehungen, sondern vor allem um das Funktionieren des eigenen Körpers. Dies stellt bei zahlreichen Betroffenen trotz der damit verbundenen Krankheitsängste scheinbar eine psychische Entlastung dar. Nach Sigmund Freud spricht man hier von einem *primären Krankheitsgewinn*. Es entwickelt sich die trügerische Hoffnung, dass durch die Kontrolle über das körperliche Funktionieren auch sonst im Leben alles gut laufen wird (»Wenn ich doch wenigstens gesund wäre«).

Viele krankheitsängstliche Personen haben nicht nur in der Kindheit im Kontakt mit nahen Verwandten verunsichernde Erfahrungen gemacht, sondern können auch im Verlauf des weiteren Lebens nicht gut mit Trennungen umgehen. Verlustängste bleiben ein zentrales Thema. In späteren Lebensabschnitten bewirken Veränderungen (Auszug des Jugendlichen aus dem Elternhaus, Scheidung oder Trennung vom Partner) häufig Trennungsängste. Als Folge davon entwickeln sich somatoforme Symptome, die wiederum krankheitsängstlich fehlinterpretiert werden. Typisch sind Aussagen wie: »Ich fürchte mich vor meinen Symptomen wie Herzrasen, Atemnot oder Schwindel, daher kann ich nicht allein sein«, oder: »Wenn ich gesund wäre, würde ich sofort im Leben neu durchstarten.«

Frau Weber, 29, Supermarkt-Kassiererin, hat in ihrer Kindheit wenig Geborgenheit erlebt. Ihre Eltern ließen sich scheiden, als sie 4 Jahre alt war. Weil der neue Freund der Mutter sie nicht akzeptierte, wuchs sie bei den Großeltern auf. Der Vater war dauerhaft ins Ausland verzogen.

Der Großvater verstarb bald an einem Herzinfarkt, die Großmutter wurde einige Jahre später pflegebedürftig. Frau Weber musste daher ihre Jugend vom 11. Lebensjahr an bis zu ihrer Volljährigkeit in einem Heim verbringen. Aus Sehnsucht nach Geborgenheit heiratete sie ihren zweiten Freund im Alter von 20 Jahren nach kürzerer Bekanntschaft. Einige Jahre später ließ sie sich scheiden, weil er sie mehrfach mit anderen Frauen betrogen hatte. Schon seit dem Schlaganfall ihrer Großmutter litt sie unter verschiedenen wechselnden Krankheitsängsten, vor allem der Angst vor Blasenkrebs wegen ständiger Reizblase, der Angst vor Darmkrebs wegen Blut im Stuhl und der Angst vor einem Schlaganfall wegen verschiedener Körpermissempfindungen. Ihre Verlusterfahrungen in der Kindheit und ihre Ängste vor neuerlichen Enttäuschungen führten zur Daueranspannung ihres Körpers, was sie als Ausdruck ernsthafter Krankheiten interpretierte.

»Mein Körper hat schon viel mitgemacht« – unbewältigte traumatische Erlebnisse

Zahlreiche Menschen mit Krankheitsängsten haben im Laufe ihres Lebens einmal oder wiederholt Schlimmes erlebt, insbesondere körperliche oder sexuelle Gewalt. Mindestens ein Drittel aller psychiatrischen Patientinnen und Patienten hat die traurige Erfahrung eines sexuellen Missbrauchs im Kindesalter oder in der Jugend oder einer Vergewaltigung als Erwachsene gemacht. Der Prozentsatz ist bei Menschen mit Krankheitsängsten ähnlich. Körperliche und sexuelle Gewalterfahrungen sind Belastungsfaktoren, die zum ängstlichen Umgang mit dem eigenen Körper führen können.

Nicht verkraftete traumatische Erlebnisse fördern eine ständige ängstliche Erregtheit in Verbindung mit einer chronischen Verspannung des ganzen Körpers. Ein einzelnes nicht verkraftetes Trauma führt zu einer sogenannten *posttraumatischen Belastungsstörung*. Langandauernde oder wiederholte traumatisierende Erfahrungen (langjähriger sexueller Missbrauch oder häufige körperliche Misshandlungen) begünstigen eine (im internationalen Diagnoseschema ICD-10 noch nicht definierte) komplexe posttraumatische Belastungsstörung, die oft auch mit zahlreichen somatoformen Symptomen einhergeht. Wiederkehrende somatoforme Beschwerden führen bei vielen traumatisierten Personen zu einer ständigen körperlichen Selbstbeobachtung wegen gefürchteter Erkrankungen.

Es ist eine traurige Erfahrung vieler Betroffener: Nach der realen Bedrohung sowie nach den als unkontrollierbar erlebten Spontanerinnerungen an die traumatischen Ereignisse, die das Geschehen immer wieder lebendig vor Augen führen, entwickeln sich schließlich auch noch Bedrohungsgefühle durch scheinbar nicht zu bewältigende körperliche Symptome. Auf diese Weise kann es zu einer Verschiebung der Probleme von den realen Ursachen auf die Ebene des eigenen Körpers kommen: Die Symptome werden als gefährlich fehlinterpretiert.

Notwendige, menschlich jedoch sehr belastende medizinische Eingriffe bei Kindern und Jugendlichen können ebenfalls eine stark traumatisierende Wirkung haben, so etwa eine Krebsbehandlung, eine komplizierte Operation, eine Isolierung als Schutz vor einer lebensgefährlichen Infektion mit langem Krankenhausaufenthalt oder zahlreiche Operationen als Folge einer angeborenen Behinderung. Manche krankheitsängstliche Menschen fürchten sich vor einer schweren Erkrankung, weil sie sich dann wieder in stationäre Behandlung begeben müssten. Die Erinnerung an einen Krankenhausaufenthalt im Kindesalter ist meist deshalb so belastend, weil er als sehr schmerzhafte Trennung von der Familie erlebt wurde. Ein Unfalltrauma, etwa ein schwerer Verkehrsunfall mit der Folge einer langwierigen Rehabilitation, kann ebenfalls zu erhöhter Besorgtheit führen – nach dem Motto: »Beim letzten Mal ist es ja noch einmal gut gegangen, aber so viel Glück habe ich nicht noch einmal.«

Frau Schmidt, 37, Verwaltungsangestellte, war als Jugendliche mehrfach von einem Onkel sexuell missbraucht und später von ihrem alkoholkranken Mann öfter geschlagen worden. Im Laufe der Jahre entwickelten sich chronische Unterbauchschmerzen, die laut Fachärzten keine organische Ursache hatten. Ein Neurologe schloss auch ein wirbelsäulenbedingtes Leiden aus und stellte die Diagnose einer anhaltenden somatoformen Schmerzstörung. Die Patientin wehrte sich gegen jede Überweisung zu einem Psychotherapeuten. Sie war überzeugt, an einer bislang nicht erkannten Krebserkrankung eines inneren Organs zu leiden; so starke Schmerzen könnten niemals rein psychisch bedingt sein. Ihr Problem seien jedoch weniger die Schmerzen, die sie schon ertragen könne, sondern ihre Sorge, dass der Krebs in ihrem Bauch von der Gebärmutter ausgehend immer größer werden und schließlich sogar Metastasen entwickeln könnte. Wegen zunehmender Krankheitsängste gab sie ihren Scheidungsgedanken auf, denn wie sollte sie im Fall einer schweren Krankheit ohne ihren Ehemann leben können?

Herr Mesic, 51, Hilfsarbeiter aus Bosnien, erlebte den Krieg in seiner Heimat aufgrund einer posttraumatischen Belastungsstörung auch später in Österreich immer wieder so, als wäre alles erst gestern passiert. Wegen seiner chronischen Kopfschmerzen, hinter denen er einen Hirntumor vermutete, suchte er im Laufe der Jahre verschiedene Neurologen auf, später wegen Atembeschwerden auch zwei Lungenfachärzte, weil er glaubte, als früherer Kettenraucher könne er bereits Lungenkrebs haben. Am Ende war er überzeugt, bald sterben zu müssen, weil sein Körper diese Beschwerden nicht mehr lange aushalten könne.

»Frühere Erkrankungen haben das Vertrauen in meinen Körper zerstört« – Verlust des unbekümmerten Vertrauens in das körperliche Funktionieren

Vor dem Hintergrund der konkreten Lebensgeschichte ist es verständlich, dass manche Menschen sensibler als andere auf die Thematik von Krankheit und Behinderung reagieren. Eine schwere Erkrankung in Kindheit, Jugend oder Erwachsenenalter kann ebenso zum Verlust des Urvertrauens in das körperliche Funktionieren führen wie die Belastung durch eine schwere Erkrankung eines Familienmitglieds oder eines guten Bekannten. Chronische Krankheiten in der Familie oder Verwandtschaft, wie etwa koronare Herzkrankheiten, Magen-Darm-Erkrankungen, Erkrankungen der Atemwege, Diabetes II, Rückenschmerzen oder Krebs, begünstigen eine Einengung der Aufmerksamkeit auf jede potenzielle Bedrohung der Gesundheit. Auf dem Weg des stellvertretenden Lernens am Beispiel nahestehender Menschen machen Kinder oft schon von klein auf die einschneidende Erfahrung, die der Schriftsteller Erich Kästner in den berühmten Worten zusammengefasst hat: »Das Leben ist immer lebensgefährlich.«

Hypochondrische Patienten hatten im Vergleich zu anderen Menschen in der Kindheit öfter ernsthafte Erkrankungen. Nicht selten führten verschiedene Krankheiten im Kindesalter auch zu erheblichen Fehlzeiten in der Schule und verhinderten gemeinsame Aktivitäten mit anderen Menschen. Die Betroffenen haben die Auswirkungen von Krankheiten schmerzlich erlebt. Sie möchten daher alles vermeiden, um nicht wieder derartigen Erfahrungen ausgesetzt zu sein. Sie haben gelernt: Schwere Krankheiten vermindern die Chancen, voll und ganz am Leben teilzunehmen und das Leben zu genießen.

Verständlicherweise werden bei an sich schon krankheitsängstlichen Personen entsprechende Befürchtungen durch eine tatsächliche schwere Erkrankung verstärkt. Krankheitsängste können auch bei Menschen mit körperlichen Behinderungen auftreten. Ein Mensch mit einer Bewegungsstörung als Folge einer spastischen Erkrankung oder eines Autounfalls kann anhaltende Angst vor Speiseröhren- oder Darmkrebs entwickeln und beschäftigt sich dann ständig damit, anstatt zu lernen, mit seiner tatsächlichen körperlichen Behinderung besser zurechtzukommen. Von Fachleuten wird das als Ablenkung von den wahren Problemen angesehen.

Herr Haider, 21, technischer Zeichner, war von klein auf ein sehr kränkliches Kind – von kaum einer Kinderkrankheit blieb er verschont. Im Kindergarten und in der Grundschule hatte er von allen Kindern die meisten Fehlzeiten. Öfter wurde er ausgelacht, wenn er etwas nicht konnte, das die anderen während seiner Abwesenheit gelernt hatten. Später beneidete er immer wieder andere junge Leute, die ihre Jugend ungetrübt verbringen konnten. Er begann sich schließlich vor jeder Art von Krankheit zu fürchten, um nicht noch mehr Nachteile im Vergleich zu seinen Kollegen zu erleiden. Er sah jede Form von Krankheit als Gefahr, im Leben zu kurz zu kommen.

Frau Singer, 30, Büroangestellte und Mutter einer fünfjährigen Tochter, entwickelte einige Jahre nach der Krebserkrankung ihrer Mutter und ihrer Tante, der Schwester der Mutter, anhaltende Ängste, ebenfalls an Krebs zu erkranken. Sie fürchtete, die Anlage zu Krebsleiden von der mütterlichen Linie geerbt zu haben, denn schon die Mutter der Mutter war vor vielen Jahren an den Folgen von Krebs verstorben. Sie bedauerte, dass sie nicht – wie in den USA möglich – ihre Brust schon vor einer Krebserkrankung entfernen lassen konnte, um dadurch auch eventuelle Metastasenbildungen zu verhindern. Wenn sie besonders betrübt war, wurde sie sogar von grauenvollen Vorstellungen heimgesucht, wie ihre Tochter schon als Jugendliche an Krebs erkranken könnte.

»Bei mir oder bei einem Elternteil wurde schon einmal etwas übersehen« – mangelndes Vertrauen in die ärztliche Kunst

Wer hat so etwas noch nicht gehört: Ein Verwandter oder Bekannter könnte noch leben, wenn der Hausarzt den drohenden Herzinfarkt oder Schlaganfall rechtzeitig erkannt hätte! Oder er wäre nicht lebenslänglich behindert, wenn man ihn im Krankenhaus nicht falsch behandelt hätte. Typisch ist folgende Aussage: »Mein Vater war wegen seiner Herzbeschwerden im Laufe der Jahre bei mehreren Ärzten, und alle haben gesagt, sie wären harmlos und stressbedingt, und verschrieben nur ein Blutdruckmittel. Doch dann bekam er plötzlich einen Herzinfarkt und starb. Im Krankenhaus hieß es dann, dass man bei der Untersuchung mit einem Herzkatheter seine verengten Herzkrankgefäße gesehen hätte, doch genau diese Untersuchung wurde niemals durchgeführt, weil sie nicht nötig schien.«

Folgenschwere Fehldiagnosen und Fehlbehandlungen bei krankheitsängstlichen Patienten oder deren Angehörigen haben nicht selten das Vertrauen der Betroffenen in die Medizin im Allgemeinen und in die Kunst der Ärzte im Speziellen erschüttert. Krankheitsängste werden aber nicht nur mit dem Verweis auf falsch-negative Diagnosen (»Ihr Herz ist ganz normal, Sie sind nur etwas überarbeitet und leicht grippal«) begründet, sondern auch mit dem Hinweis auf falsch-positive Diagnosen (»Mit Ihrer Schilddrüse stimmt etwas nicht«).

Menschen, die von Ärzten bereits als Hypochonder eingestuft sind (typischer Arztbrief: »bekannter Patient, mehrfach untersucht, ohne Befund, siehe Vorgeschichte«), können noch krankheitsängstlicher und misstrauischer gegenüber dem Gesundheitssystem werden, wenn sie schließlich doch einmal eine ernsthafte Erkrankung haben, aber in der Sprechstunde nur beruhigende Worte hören, statt behandelt zu werden. Eines ist klar: Auch Hypochonder können, trotz zahlreicher Untersuchungen, körperlich schwer krank werden – nur eben nicht so oft, wie sie befürchten.

Patienten mit somatoformen, also hauptsächlich funktionellen Störungen weisen zumindest am Anfang ihrer »Krankheitskarriere« meist den Verdacht zurück, dass ihre Beschwerden rein psychisch bedingt sein könnten. Sie erinnern sich immer wieder an dramatische Fälle aus Medienberichten oder aus dem persönlichen Umfeld, wo schließlich doch eine organische Ursache der Beschwerden gefunden wurde. Für diese Patienten ist es daher völlig klar, dass sie erst nach dem wiederholten Einsatz aller diagnostischen Methoden zumindest eine Zeit lang ein gewisses Vertrauen in die beruhigenden Worte ärztlicher Fachleute aufbringen können.

Herr Maier, 37, Außendienstmitarbeiter, erlitt vor zwei Jahren seine erste Panikattacke. Es geschah einige Wochen nach dem unerwarteten Tod seines Vaters, der in der Nacht der Einlieferung ins städtische Krankenhaus an den Folgen einer Lungenembolie starb. Die junge Nachtdienstärztin hatte die Symptomatik als Darminfektion fehldiagnostiziert und daher eine falsche Behandlung eingeleitet. Der Vater starb am nächsten Morgen trotz der Notmaßnahmen. Seither lebt Herr Maier in der Angst, dass hinter seinen Panikattacken ebenfalls eine letztlich zum Tode führende Krankheit stecken könnte, die von den Ärzten zu spät erkannt würde.

Frau Spitzer, 31, Fotografin, ertrug bereits seit Jahren geduldig migräneartige Kopfschmerzen, als ihr Vater innerhalb kurzer Zeit an den Folgen eines Schlaganfalls starb. Der Vater litt ebenfalls an Migräne. Der von ihm damals konsultierte Hausarzt betrachtete die akuten Symptome irrtümlich als einen Migräneanfall. Eine spätere Hirnoperation konnte den Vater nicht mehr retten – oder er hätte bleibende Schäden davongetragen. Seither fürchtet Frau Spitzer sich vor einem ähnlichen Schicksal und verlangt öfter als früher verschiedene Gehirn-Tomografien (CT und MRT). Bei jedem Kopfschmerz stellt sie sich vor, wie dieser entweder Ausdruck eines Hirntumors oder das Vorzeichen eines Schlaganfalls sein könnte.

»Mein Vater hat sich auch schon immer vor Krankheiten gefürchtet« – Modelllernen bei Krankheitsängsten

Hypochondrische Ängste entstehen häufig durch Beobachtungslernen (Fachausdruck: *Modelllernen*). Die Betroffenen erleben von klein auf, wie sich manche Verwandte oder Bekannte vor bestimmten Krankheiten fürchten, und beobachten schließlich argwöhnisch alle Empfindungen und Vorgänge im eigenen Körper. Ein herzphobischer Vater, der ständig Puls und Blutdruck misst, richtet ungewollt die Aufmerksamkeit seiner Kinder auf das Herz-Kreislaufsystem. Eine Mutter, die bei allen möglichen körperlichen Missempfindungen gleich Krebsängste entwickelt, weist ihren Nachwuchs permanent darauf hin, dass unangenehme Empfindungen des Körpers Ausdruck von lebensgefährlicher Bedrohung sein können. Eltern, die ständig davon reden, dass sie als Folge einer heimtückischen Krankheit vorzeitig sterben könnten, obwohl sie momentan gesund sind, können bei ihren Kindern Todesängste auslösen. Wenn sich die Lieblingstante bei Schwindel sofort niederlegt, in der Befürchtung, ihr Blutdruck könne so weit absinken, dass sie umfällt, leitet sie ihre jugendliche Nichte ungewollt zu einer unberechtigten Schonhaltung an. Äußert eine Großmutter jahrelang bei jedem migräneartigen Kopfschmerz Ängste vor einem Schlaganfall, können ihre Enkelkinder bald ähnliche Befürchtungen entwickeln, wenn sie einmal Kopfweh haben.

Herr Wagner, 45, Handelsvertreter, misst täglich mehrfach seinen Puls und seinen Blutdruck. Er hat Angst, dass sein Herz-Kreislaufsystem nicht in Ordnung sein könnte. Er kann wegen seiner Angst vor einem Herzinfarkt keine weit entfernt wohnenden Kunden besuchen, weil nicht rasch genug medizinische Hilfe verfügbar wäre. Sein Vater wurde 80 Jahre alt, fürchtete sich jedoch zeitlebens vor einem Herzinfarkt, weil sein Vater daran gestorben war.

Frau Auer, 37, Mutter von drei kleinen Kindern, leidet als Ausdruck von Überforderung unter einem Schwankschwindel. Früher führte sie dies auf einen zu niedrigen Blutdruck zurück und legte sich ins Bett, um die Füße hoch zu lagern. Seit die Ärzte sie beruhigen konnten, dass ihr Blutdruck normal sei, hat sie Angst, einen Schlaganfall zu bekommen, weil sie neben dem Schwindel öfter auch eigenartige Missempfindungen im linken Arm und Bein erlebt. Sie hatte von klein auf eine Mutter zum Vorbild, die sich bei jedem Schwindel sich sofort hinlegte und erklärte, dass sie jederzeit sterben könne, wenn die Kinder sie noch länger ärgerten.

»Zieh dich warm an!« – Krankheitsängstliche Erziehung von Seiten der Eltern

Elterliches Überbehüten mit der häufig geäußerten Sorge, das Kind könne krank werden, begünstigt eine ständige Überaufmerksamkeit auf die Themen Gesundheit und Krankheit. Viele krankheitsängstliche

Menschen wurden bereits in ihrer Kindheit von ängstlichen und über-
fürsorglichen Eltern viel zu oft auf mögliche Gefahren für die Gesundheit hingewiesen. Ratschläge wie »Zieh dich warm an, damit du dich
nicht erkältest« oder »Geh zum Arzt, wenn du so hustest« können Ausdruck normaler elterlicher Besorgtheit sein – oder in ihrer Häufung und
Intensität die Gesundheitssorgen von Menschen widerspiegeln, die unter
einer generalisierten Angststörung leiden. Eltern, die bei der geringsten
Erkältung die Wohnung zu einem kleinen Sanatorium umfunktionieren,
verstärken bei ihren Sprösslingen die Befürchtung, dass daraus rasch eine
Lungenentzündung entstehen könnte. Hinter Krankheitsängsten in
Bezug auf die Kinder stehen oft Verlustängste der Eltern oder Schuldgefühle, sich nicht ausreichend um das Wohlergehen der Kinder gekümmert zu haben.

Viele Eltern vermitteln ihren Kindern zu selten, dass leichtere körperliche Beschwerden auch ohne medizinische Behandlung auszuhalten
sind und von allein wieder vergehen. Es muss nicht gleich bei jeder Erkältung und bei jedem leichten Durchfall der Arzt gerufen, eine Befrei-
ung vom Sportunterricht ausgestellt oder eine häusliche »Ausgangssperre«
angeordnet werden.

Eine solche ängstliche Besorgtheit der Eltern kann auch eine Reaktion auf tatsächliche Erkrankungen im Kindesalter sein. Wenngleich
diese Sorge durch die spätere gesunde Entwicklung des Kindes keinen
realen Grund mehr hat, ist bei den Eltern doch die Erinnerung an jene
schweren Zeiten geblieben, die man auf keinen Fall noch einmal erleben
möchte.

Peter, 12, Schüler, ist öfter erkältet, allerdings nicht häufiger als andere
Kinder. Seine Mutter macht sich dann Sorgen, dass er schwer krank
werden könnte. Als für seine Erziehung Verantwortliche wäre sie daran
schuld. Er muss daher mehr Kleidung anziehen als andere Kinder seines
Alters und wird deshalb von seinen Mitschülern nicht selten ausgelacht.
Peter protestiert zwar gegen die übermäßige Besorgtheit seiner Mutter,
hält sich aber doch an das Motto: »Lieber zu viel als zu wenig anziehen.
Denn eine leichte Erkältung könnte schnell zu einer schweren Krankheit werden.«

Claudia, 11, Tochter einer alleinerziehenden Mutter, hat seit ihrer
Kindheit oft Bauchweh. Ohne medizinische Notwendigkeit wurde vor
zwei Jahren der Blinddarm entfernt, nach dem Motto: »Was nicht mehr

da ist, kann nicht mehr reizen.« Dennoch leidet sie weiterhin öfter an Übelkeit und Verdauungsproblemen. Sie wurde von ihrer Mutter seit den ersten Lebensjahren auf ihren Magen-Darm-Trakt fixiert, mit der Begründung, sie habe einen empfindlichen Magen. Sie solle daher verschiedene Dinge nicht essen und täglich Stuhlgang haben, damit nichts sie belasten könne. Der Hintergrund der Fixierung auf den Verdauungstrakt: Claudias Mutter hat seit dem Krebstod ihres früh verstorbenen Vaters Angst vor Magen-Darmkrebs, den sie auf dessen falsche Ernährungsgewohnheiten zurückführt.

»Meine erkrankte Bekannte tut mir furchtbar leid« – großes Mitgefühl mit dem Leid anderer Menschen

Viele Menschen mit plötzlich auftretenden Krankheitsängsten haben diese aufgrund einer engen emotionalen Beziehung zu einer tatsächlich schwer erkrankten Person entwickelt. Dabei stand am Anfang keineswegs die Sorge um eine eigene Erkrankung im Mittelpunkt der Befürchtungen, sondern ein großes Mitleid mit dem Schicksal eines anderen. Ein tiefes Mitgefühl, oft auch eine starke emotionale Unterstützung des Kranken haben im Laufe der Zeit nicht selten die Kräfte des ehemals Gesunden überfordert, sodass sich plötzlich auch dieser krank fühlt. Es gelingt ihm nicht mehr, eine Abgrenzung zum kranken Gegenüber zu erreichen. Die Grenzen zerfließen, man fühlt sich schließlich von derselben Krankheit bedroht.

Die hohe Einfühlungsfähigkeit und das tiefe Mitgefühl mit dem Schicksal einer emotional nahestehenden Person führt nicht selten zum Gedanken: »Was wäre, wenn ich diese Erkrankung hätte? Könnte ich auch so tapfer mit dieser schweren Krankheit umgehen?« Die Antwort ist dann oft entmutigend: »Nein, so geduldig könnte ich dieses Schicksal niemals ertragen. Da möchte ich am liebsten gleich sterben.« Dieses Grübeln allein kann schon ausreichen, einen fatalen Teufelskreis von Krankheitsängsten in Gang zu setzen.

Frau Schaller, 29, alleinstehend, Flugbegleiterin, ist das einzige Kind ihres an Darmkrebs erkrankten Vaters, den sie zeitlebens über alles liebte. Sie konnte ihn im Laufe seiner fortschreitenden Erkrankung immer seltener im Krankenhaus besuchen, weil es ihr danach immer so schlecht ging, dass sie dachte, sie könnte bereits eine ähnliche Erkrankung haben.

Ihr Vater – schon vom Tod gezeichnet – tat ihr einfach sehr leid. Sie konnte die Hilflosigkeit nicht ertragen, mit der sie zuschauen musste, wie er immer schwächer wurde – nur noch ein Schatten seiner selbst. Immer wieder erfand sie angebliche berufliche Verpflichtungen, warum sie ihn nicht häufiger besuchen konnte. Einige Verwandte warfen ihr, verständnislos, hinter ihrem Rücken vor, sie könne es offensichtlich kaum mehr erwarten, zur Alleinerbin ihres begüterten Vaters eingesetzt zu werden. Nach seinem Tod konnte sie den Verlust längere Zeit deshalb nicht bewältigen, weil sie sich vorwarf, ihn nicht häufiger besucht zu haben.

Frau Springer, 37, Mutter mit zwei Kindern im Kindergartenalter, entwickelte eine riesige Angst vor Brustkrebs samt Metastasen, als eine gut befreundete Mutter eines anderen Kindergartenkindes plötzlich diese Diagnose erhielt. Sie hatte unendliches Mitleid mit dem Schicksal dieser Mutter und ihren drei Kindern sowie mit deren Mann, der als Handelsvertreter zu selten zu Hause war, um seine Frau tatkräftig zu unterstützen. Immer wieder dachte sie darüber nach, wie sie selbst mit einem derartigen Schicksalsschlag umgehen würde. Sie wollte dann am liebsten nicht mehr leben, aber wegen der Kinder müsste sie so lange wie nur irgend möglich am Leben bleiben. Frau Springer nahm sich intensiv der beiden jüngeren Kinder dieser Frau an, lud sie oft in ihr großes Haus ein und bekam auf diese Weise die ganze Tragödie mit ihren sozialen Auswirkungen mit. Von da an entwickelte sich die bange Sorge: »Hoffentlich werde ich nie so krank wie diese Frau, denn ich möchte meinen Kindern das nicht antun, so aufwachsen zu müssen.« Als Folge dieser Sorge entstanden einige somatoforme Symptome wie Schwindel und Übelkeit, die sie als Ausdruck einer möglichen Krebserkrankung interpretierte und zu ihrer Beruhigung mehrfach ärztlich abklären ließ.

Frau Zeller, 46, alleinstehend, kinderlos, Sozialversicherungsangestellte, war früher recht lebenslustig. Sie entwickelte zugleich mit der beginnenden Alzheimer-Erkrankung ihrer Mutter, deren Pflege sie übernahm, ein Burn-out-Syndrom. Ihre Mutter tat ihr so leid, dass sie es nicht übers Herz brachte, sie in einem Altersheim unterzubringen, zumal sie schon das Haus geerbt hatte. Sie entwickelte im Laufe der Zeit aufgrund der Überforderung verschiedene Symptome, die sie als Bedrohung für Leib, Leben und Verstand betrachtete: Schwindel konnte auf einen Schlaganfall hindeuten, eine depressiv bedingte Konzentrationsstörung auf geistigen Verfall, Kopfschmerzen auf einen Tumor. Alles drehte sich um Gefahren für ihr Gehirn – so betroffen war sie vom Schicksal ihrer alternden Mutter.

»Ich bin ganz geschafft« – psychosozialer Stress als Auslöser

Die Erfahrung zeigt, dass Krankheitsängste verstärkt in großen Stressphasen oder bei einschneidenden Veränderungen der Lebenssituation auftreten. Unkontrollierbarer Stress (in Partnerschaft, Familie oder Beruf) führt zu allen möglichen körperlichen und geistig-psychischen Symptomen, die schließlich als Anzeichen einer schweren körperlichen Erkrankung fehlinterpretiert werden können. Ängstliche Personen neigen bei seelischem Stress zu erhöhter Selbstbeobachtung und registrieren die harmlosen körperlichen Symptome sensibler als andere Menschen.

Es ist heute allgemein anerkannt, dass nicht Stress an sich, sondern nur der subjektiv als unkontrollierbar erlebte Stress krank macht. Das Gefühl, in bestimmten Lebenssituationen keinen Einfluss zu haben und Ereignissen ohnmächtig ausgeliefert zu sein, führt zum bedrohlichen Erleben von Unkontrollierbarkeit und Hilflosigkeit, eine Situation, auf die viele Menschen verstärkt mit körperlichen und psychischen Symptomen reagieren. Dass die erlebten Symptome nicht zu beeinflussen sind, verstärkt erst recht das allgemeine Gefühl von Bedrohung und Unsicherheit. Wenn bei solchen Gefühlen von Kontrollverlust gleichzeitig auch emotionale Geborgenheit fehlt und tiefgreifende Verlassenheitsgefühle aufgrund der Lebenssituation auftreten, kommt es zum schlimmsten negativen Stress, der die Tendenz zu krankheitsängstlichen Reaktionen noch verstärkt.

Wenn wir uns dagegen auf unsere Handlungsfähigkeit verlassen und Erfolge in Problemsituationen vorweisen können, verstärkt das unsere Zuversicht, unser Kompetenzgefühl und unser Vertrauen in unsere Funktionsfähigkeit. In der psychologischen Fachsprache hat man dafür den Begriff *Selbstwirksamkeit* geprägt. Menschen mit hoher Selbstwirksamkeit, also der Überzeugung, aus eigener Kraft etwas bewirken zu können, vertrauen auf den Erfolg ihres Handelns. Wenn wir an unsere Selbstwirksamkeit glauben, erleben wir uns als stark und kompetent, auch wenn neue, bisher unbekannte Situationen und Aufgaben auf uns zukommen. Wir fühlen uns den Herausforderungen des Lebens gewachsen. Wir sind überzeugt, dass wir unsere Ziele erreichen. Menschen mit geringer Selbstwirksamkeit fürchten sich vor neuen Aufgaben und Situationen, empfinden sie als zu schwierig; sie trauen sich deren Bewältigung nicht zu und erleben sich ständig als gestresst.

Die Vermittlung von Erfolgserlebnissen, die die Hoffnung des Patienten auf Erfolg, Heilung oder Linderung von Beschwerden bestärken und das Gefühl von Selbstvertrauen, Selbstwirksamkeit und Kompetenz aufbauen, ist nach dem amerikanischen Psychologen Albert Bandura der zentrale Wirkeffekt jeder Psychotherapie.

Herr Hauser, 49, leitender Angestellter eines multinationalen Konzerns, steht vor den Trümmern seines Lebens. Vor zwei Jahren zog seine Frau aus Enttäuschung, dass er so selten zu Hause war, mit beiden Kindern aus dem gemeinsamen Haus aus und lieferte ihm einen harten Scheidungskrieg, der ihn viel Geld kostete. Vor einem Jahr wurde ihm bewusst, wie wenig sein jahrzehntelanger Einsatz für die Firma zählte, als plötzlich durch den Verkauf des Konzerns andere Herren regierten, seine Person nur noch als Kostenfaktor behandelt wurde und er zwischen einem Abstieg im gleichen Betrieb oder einem unsicheren Wechsel in eine andere Firma wählen musste. Den früheren beruflichen Stress hatte er zwar ertragen, ohne krank zu werden, aber mit dem Scheitern seiner Ehe bezahlt. Nun auch noch wirtschaftlich bedroht zu sein, bereitete ihm große Angst und bewirkte soziale Ungeborgenheit, hatte er doch gehofft, in seiner Firma stetig aufzusteigen, und das bis zur Pensionierung. Anhaltender negativer Stress in Verbindung mit der unerwarteten plötzlichen Veränderung seiner Lebenssituation – zuerst seiner familiären, dann auch seiner beruflichen – führte zu einer allgemeinen muskulären Anspannung. Die Verspannung im Brustkorb mit einem subjektiv bedrohlichen Druck- und Schmerzgefühl im Bereich des Brustbeins interpretierte er als Anzeichen eines Herzinfarkts, doch alle Untersuchungen blieben ohne Organbefund. Bald darauf traten Beschwerden im Magen-Darmbereich auf, vor allem Übelkeit, Bauchschmerzen sowie abwechselnd Verstopfung und Durchfall. Als er Blut im Stuhl fand, das allerdings nur von seinen Hämorrhoiden stammte, befürchtete er eine Darmkrebserkrankung. Seitdem beschäftigte er sich einige Monate lang mehr mit seinem Körper als mit seiner Lebenssituation. Ein halbes Jahr später war die Phase der Krankheitssorgen wie durch ein Wunder plötzlich verschwunden. Er lernte eine geschiedene Geschäftsfrau kennen, stieg in ihre Firma ein und zog als Lebenspartner in ihr Haus.

»Mich ärgern nur meine Symptome« – mangelnde Wahrnehmung von Gefühlen

Starke Gefühle jeder Art, wie etwa Angst, Ärger, Wut, Enttäuschung oder depressive Verstimmung, führen zu bestimmten körperlichen Symptomen, was völlig normal ist. Problematisch ist es dagegen, wenn man nur die körperlichen Symptome wahrnimmt und diese als gefährlich fehlinterpretiert, weil man seine Beschwerden nicht als Ausdruck seiner Gefühle erkennt. Fachleute sprechen von *Alexithymie* (»keine Worte für Gefühle«), wenn die Betroffenen unfähig sind, eigene Gefühle wahrzunehmen, zu beschreiben und auszudrücken. Menschen mit mangelnder Gefühlswahrnehmung sind sich der eigenen emotionalen Reaktionen auf ein äußeres Ereignis oder eine innere Konfliktspannung nicht bewusst. Sie sind nur beunruhigt über die körperlichen Begleitreaktionen ihrer emotionalen Erregung. Sie können sich ihre Beschwerden nicht erklären und schreiben sie daher einer gefährlichen Krankheit zu. Deshalb verlangen sie ständig neue Untersuchungen und Behandlungen.

Die Betroffenen sind also keineswegs gefühlsarme Menschen, die nichts empfinden. Sie können nur ihre Gefühle nicht richtig wahrnehmen und ausdrücken. Selbst die Feststellung, sie würden sich »schlecht« fühlen, können sie oft nicht näher erläutern. Die mangelnde Gefühlswahrnehmung führt dazu, dass sie über körperliche Beschwerden klagen; sie drücken ihre Gefühle in Form somatischer Beschwerden aus. Es handelt sich dabei um keine psychosomatische Störung im üblichen Sinn, bei der emotionale Probleme zu Gesundheitsproblemen führen. Die Alexithymie als eine mögliche Reaktionsform auf belastende psychosoziale Stresssituationen ist ein unspezifischer Risikofaktor bei der Entstehung somatoformer Beschwerden. Man findet sie auch bei Menschen mit Angst- und Panikstörungen, Depressionen, Essstörungen, Persönlichkeitsstörungen und Substanzabhängigkeit (legale und illegale Drogen).

Hypochondrische Personen bleiben häufig an der Oberfläche der körperlichen Symptome hängen und erkennen oft nicht die dahinter verborgenen Gefühle. Sie können keine Verbindung zwischen ihren körperlichen Vorgängen und ihrer seelischen Befindlichkeit herstellen. Gefühle und Bedürfnisse müssen daher wiedererkannt, ausgedrückt und realisiert werden.

Herr Trauner, 41, Maurer, der es durch Fleiß und Können zum Polier einer großen Baufirma gebracht hatte, war zeitlebens nie krank, bis er zunehmend medizinisch nicht fassbare Symptome entwickelte: eine Erschöpfungssymptomatik mit Erholungsbedürftigkeit, sodass er eine zweimonatige Pause einlegen musste. »Burn-out« oder »Erschöpfungsdepression« lautete die offizielle Diagnose. Tatsächlich jedoch fühlte sich Herr Trauner überhaupt nicht depressiv, sondern nur körperlich krank. Doch die Ärzte konnten keinen organischen Befund erheben. Vor zwei Jahren war seine Mutter gestorben, mit der er innig verbunden war. Vom Hausarzt auf seine Gefühle angesprochen, meinte er nur, seine Mutter habe ein schönes und erfülltes Leben gehabt. Ihr plötzlicher Tod durch einen Schlaganfall sei die beste Form gewesen, aus dem Leben zu gehen. Er wolle deswegen nicht »gefühlsduselig« werden. Vor einem Jahr brach sein Sohn, auf dessen Klugheit er immer sehr stolz war, das Medizinstudium zugunsten einer Ausbildung als Pharmareferent ab. Auch dies steckte Herr Trauner einfach mit der Begründung weg, dass er ihn dann finanziell nicht mehr so viel unterstützen müsse. Seinem Sohn offen seine Enttäuschung zu zeigen war nicht seine Sache. Vor einem halben Jahr eröffnete ihm seine Frau, dass sie sich in einen anderen Mann verliebt habe und die Scheidung erwäge. Herr Trauner war nur einen Augenblick lang wie erstarrt und legte sich bald eine Erklärung zurecht. Wenn seine Frau ihn wirklich nicht mehr liebe, dann wolle er sie auch nicht halten, dies sei »verlorene Liebesmüh«. Trotz aller Schicksalsschläge sorgte und ärgerte er sich viel mehr über seine zunehmenden Schwindelgefühle. Er konnte kein Gerüst mehr besteigen, aus Angst hinunterzufallen. Im Laufe der Zeit entwickelte er die Überzeugung, er könnte – wie seine Mutter – zu einem Schlaganfall neigen, und verlangte bei seinem Hausarzt umfangreiche Hirnuntersuchungen. Obwohl die CT- und MRT-Befunde unauffällig waren, blieb er von einer drohenden Gefahr für sein Gehirn überzeugt. Er bilde sich seinen Schwindel doch nicht ein! Seine intensiven Gefühle wahrzunehmen lernte er erst in der Psychotherapie, als er von »ohnmächtiger Wut« auf seinen Chef sprach, der aus finanziellen Gründen billige ausländische Bauhilfsarbeiter ohne ausreichende Deutschkenntnisse einstellte, die er jedoch ausbilden und führen sollte. Er spürte auch zunehmend seine Wut auf seine Frau, die seine längere berufliche Abwesenheit von zu Hause zu Rendezvous mit einem anderen Mann genutzt hatte.

»Gesund bin ich nur dann, wenn ich meinen Körper nicht spüre« – unpassende Gesundheitsvorstellungen

Falsche Grundannahmen über Gesundheit und Krankheit und mangelndes Wissen über körperliche Funktionsabläufe tragen entscheidend zur Entstehung von Krankheitsängsten bei. »Symptome müssen etwas bedeuten, sonst wären sie nicht da«, ist ein typisches Denkmuster, das zu ständiger hypochondrischer Selbstbeobachtung führt. Wenn Gesundheit mit dem vollständigen Fehlen von Symptomen und Beschwerden gleichgesetzt wird, werden bereits kleine Veränderungen des Körpererlebens als Folge von Sport, Müdigkeit, Alter und anderem als Anzeichen für eine bedrohliche Krankheit verstanden. Viele Gesundheitsängste beruhen auf falschen Gesundheitsvorstellungen und einer erhöhten Wahrnehmungssensibilität gegenüber normalen körperlichen Empfindungen. Diese werden als Anzeichen einer befürchteten schwerwiegenden Krankheit fehlinterpretiert.

Menschen mit einer hypochondrischen Störung haben einen zu engen Gesundheitsbegriff und realitätsferne Vorstellungen von ihren Körperfunktionen. Sie definieren Gesundheit als völlige Symptomfreiheit (»Ein gesunder Körper ist beschwerdefrei«, »Ich bin gesund, wenn ich nichts spüre und keine körperlichen Empfindungen habe«), was zu übertriebenen Ansprüchen an die moderne Medizin führt. Sie interpretieren Körpersignale als Anzeichen einer Krankheit oder harmlose körperliche Symptome als Anzeichen einer nicht tolerierbaren körperlichen Schwäche (»Körperliche Beschwerden sind immer Ausdruck einer Krankheit«, »Wenn man nicht sofort zum Arzt geht, riskiert man seine Gesundheit«). Körperliche Missempfindungen und vor allem Schmerzen gelten bei vielen krankheitsängstlichen Menschen grundsätzlich als Zeichen einer Gefährdung (»Starke Schmerzen haben immer eine organische Ursache«). Ernsthafte Krankheiten werden oft vorschnell mit chronischer Erkrankung gleichgesetzt (»Wenn man einmal schwer krank war, bleibt immer etwas zurück«).

Viele Menschen mit Krankheitsängsten sind überzeugt, dass sie im Vergleich zu anderen Menschen einen geschwächten Körper haben. Das äußert sich in typischen Behauptungen wie: »Ich muss auf meinen Körper aufpassen, denn ich bin seit der Kindheit nicht sehr robust und werde daher leicht krank«, oder: »Ich halte keinerlei Stress aus, weil ich von meiner Mutter schwache Nerven geerbt habe.«

Hypochondrische Personen sind im Vergleich zu anderen Menschen viel eher davon überzeugt, dass sie leicht krank werden können. Sie sind vor allem auch unfähig, den Gedanken an eine Krankheit zu ertragen. Das Bedrohungsgefühl bezieht sich nicht auf andere körperliche Gefahren, wie etwa Unfälle oder Überfälle, sondern beschränkt sich auf die Angst vor Krankheiten. Erstaunlicherweise leben viele Menschen mit einer Hypochondrie nach ersten Studien gar nicht so gesund, wie dies aufgrund ihrer Krankheitsängste zu erwarten wäre. Sie rauchen oft zu viel, essen ungesund und bewegen sich zu wenig. Einerseits betreiben sie keine bewusste Gesundheitsvorsorge, andererseits wollen sie ständig alle möglichen Krankheiten sicher ausgeschlossen wissen.

Die soziale Umwelt prägt das subjektive Gesundheitsgefühl. Dem richtigen Gesundheits- und Krankheitswissen kommt daher große Bedeutung zu, weil mangelndes Wissen die vorhandenen Krankheitsängste erst recht verstärkt. Es ist wissenschaftlich erwiesen: Menschen mit Krankheitsängsten und somatoformen Störungen haben andere Glaubenssysteme bezüglich Gesundheit und Krankheit als andere Patientengruppen.

Viele hypochondrische Personen sind von einem magischen Denken geprägt, ähnlich wie Menschen mit einer generalisierten Angststörung, das sich in folgender Grundüberlegung äußert: »Wenn ich nicht ständig besorgt bin, dann passiert vielleicht etwas Schlimmes. Wenn ich etwas schon nicht verhindern kann, mache ich mir wenigstens viele Sorgen darüber, damit es vielleicht nicht eintritt.« Auf den Gesundheitsbereich bezogen äußert sich dies in folgendem Glaubenssatz: »Wenn ich mich nicht um meine Gesundheit sorge, werde ich möglicherweise krank.« Es handelt sich dabei um subjektive Kontrollfantasien nach dem Motto: »Durch ständige Besorgtheit kann ich vielleicht etwas verhindern, was sonst eintreten würde.«

Frau Scharinger, 37, Drogistin, hat folgende Gesundheitsvorstellungen: Täglicher Stuhlgang ist ein Muss; jeder auch nur kurz anhaltende Schmerz ist wie jedes andere Symptom ein Krankheitszeichen, sonst wäre er nicht da; ohne Nahrungsergänzungsmittel erhält der Körper nicht alle nötigen Stoffe; nur Bio-Produkte und Vollkornkost sind eine gesunde Ernährung. Wenn sie sich nicht an ihre Grundsätze halten kann, wie etwa bei einem Essen in einem Lokal, das sie nicht kennt, bekommt sie ein schlechtes Gewissen und fürchtet, ihren Körper geschädigt zu haben. Nach zwei Tagen ohne Stuhlgang nimmt sie ein »harmloses pflanzliches Abführmittel«, nach drei Tagen verordnet sie sich einen Einlauf. Bei gelegentlichen Kopfschmerzen lehnt sie die üblichen Kopfschmerzmittel ab. Stattdessen konsultiert sie ihren Hausarzt zwecks Ausschluss einer organischen Ursache. Bei leichten Blutdruckschwankungen kontrolliert sie mittels Blutdruckmessgerät über Wochen den Verlauf, um ihn dann mit ihrem Hausarzt zu diskutieren – wobei von vornherein feststeht, dass sie aus Angst vor möglichen Nebenwirkungen kein Blutdruckmittel einnehmen möchte.

»Ich beschäftige mich viel mit Krankheiten und deren Abwehr« – zunehmende Einengung der Aufmerksamkeit auf Krankheitsthemen

Dieses Forschungsergebnis dürfte wohl viele Hypochonder beunruhigen: Das Händeschütteln überträgt deutlich mehr Bakterien als ein Kuss auf die Wange. Amerikanische und britische Forscher haben in einer Studie herausgefunden, dass von Hand zu Hand mehr Erreger weitergegeben werden, weil mit der Hand dann auch Mund, Nase und Augen berührt werden und auf diese Weise Krankheitskeime weiter in den Organismus gelangen. Danach werden nicht nur Erkältungs- und Grippeviren weitergereicht, sondern auch die Erreger von Magen- und Darminfektionen wie Salmonellen. Deshalb sei es insbesondere bei Epidemien äußerst wichtig, das Händeschütteln möglichst ganz einzustellen oder sich zumindest oft und sehr gründlich die Hände zu waschen. Die sorgfältige Hygiene der Hände reduziere erheblich die Ansteckungsgefahr bei einer herannahenden Grippewelle. Seit langem bekannt ist auch der Umstand, dass sich ein Herzinfarkt oft längere Zeit durch bestimmte Symptome ankündigt, diese jedoch von den Betroffenen nicht gebührend beachtet werden.

So sinnvoll derartige medizinische Informationen für die Bevölkerung auch sein mögen, bei hypochondrischen Menschen wirken sie krankmachend. Sie reagieren mit verstärktem Händewaschzwang und würden die Wohnung am liebsten gar nicht mehr verlassen.

Krankheitsängstliche Menschen leiden unter einer Überaufmerksamkeit auf gesundheits- und krankheitsbezogene Themen. Das bewusste Suchen und Verarbeiten von gesundheitsbezogenen Informationen im Sinne einer Aufmerksamkeitseinengung auf das Thema Krankheit ist der erste von vier Schritten auf dem Weg zur hypochondrischen Befürchtung. Als Folge daraus entwickelt sich im zweiten Schritt eine erhöhte körperliche Anspannung mit bestimmten Symptomen, die verunsichernd wirken. Im dritten Schritt entsteht in Reaktion darauf ein Sicherheit suchendes Verhalten: Beobachten und Kontrollieren der Körperreaktionen, Absicherung bei Ärzten, Angehörigen und Bekannten, in bestimmten Fällen auch Vermeiden von gesundheitsbezogenen Informationen. Im vierten Schritt kommt es zu erheblichen affektiven Veränderungen (ängstlichen und depressiven Zuständen). Diese können erst recht wieder die als bedrohlich wahrgenommenen körperlichen Reaktionen verstärken.

Die Informationssuche im Bereich von Gesundheit und Krankheit folgt einem allgemeinen psychologischen Gesetz, nämlich dem Bedürfnis nach der Bestätigung eigener Einstellungen: Zu den Grundannahmen passende Informationen werden verstärkt berücksichtigt, den Erwartungen widersprechende Informationen werden eher vernachlässigt. Auf diese Weise kommt es zu einer völlig verzerrten Wahrnehmung gesundheitsbezogener Informationen sowie zu einer sich selbst erfüllenden Prophezeiung: Das Erwartete tritt eher ein als das Unerwartete.

Hypochondrische Patienten zeigen eine *selektive Aufmerksamkeitseinschränkung* auf die Themen Krankheit, Behinderung und Tod. Sie können normale körperliche Empfindungen nicht ertragen, neigen zu übersteigerter Wahrnehmung aller körperlichen Vorgänge, saugen medizinische Informationen auf (oder meiden diese aus Angst vor Beunruhigung) und stellen ständig Rückversicherungsfragen an Ärzte und Angehörige. Die durch die Ängste ausgelösten oder verstärkten vegetativen Reaktionen gelten als Beweis für eine reale Gefährdung, was den Teufelskreis der Angstaufschaukelung verstärkt.

Hypochondrische Patienten haben sich durch Literatur und Medien ein medizinisches Halbwissen erworben, auch mit dem Ziel, den Ärzten kompetenter gegenüberzutreten als völlig unwissende Laien, die sich alles ein- und ausreden lassen. Medizinische Lexika und Ratgeber, Gesundheitsseiten in Zeitschriften und Zeitungen, Gesundheitsportale, Anfragen bei ärztlichen Beratungsstellen sowie Notruf-Nummern gewinnen zentrale Bedeutung beim Versuch, jede Unsicherheit bezüglich des körperlichen Befindens auszuschalten.

Ein ständiges Abfragen der Internets über Krankheiten ist unter der Bezeichnung *Cyberchondrie* als neue Form der Hypochondrie bekannt geworden. Viele krankheitsängstliche Menschen suchen täglich stundenlang im Internet nach neuen Informationen zu bestimmten gefürchteten Krankheiten und vernachlässigen dadurch ihr Privatleben. In der gut gemeinten Absicht, eine bösartige Erkrankung auszuschließen, wird aufgrund der Vielfalt der bislang nicht bekannten Informationen über extrem seltene und dennoch mögliche Krankheiten oder Krankheitskomplikationen die Angst davor immer größer. Das Internet ist die perfekte Fundgrube für alle, die genau das entdecken wollen, wonach sie schon seit langem suchen. Tatsächlich schürt das ständige Stöbern auf Medizin-Seiten im Internet bei krankheitsängstlichen Menschen hypochondrische Befürchtungen, statt sie abzumildern, und trägt zu weiterer massiver Verunsicherung bei.

Frau Eder, 39, nicht berufstätige Juristin und Ehefrau eines Allgemeinmediziners, beschäftigte sich seit ihrer Jugend am liebsten mit Krankheitsthemen, bedingt durch schwere Erkrankungen in der Herkunftsfamilie. Sie beklagte immer wieder neue, an sich harmlose Symptome, die sie als Anzeichen von Krebs oder Schlaganfall fehlinterpretierte. Ursprünglich dachte sie, dass ihre Krankheitsängste durch die Ehe mit einem Arzt abnehmen würden, doch das Gegenteil war der Fall. Die Krankheiten seiner Patienten waren ein ständiger Anlass für neue Krankheitsbefürchtungen. Wenn die gutgemeinten Beruhigungsversuche ihres Ehemannes nicht mehr ausreichten oder er ihr verärgert keine Antwort mehr geben wollte, griff sie zu seinen medizinischen Fachbüchern und Zeitschriften. Seine Worte und seine umfangreiche Fachliteratur konnten ihr Sicherheitsbedürfnis nicht abdecken, sodass sie phasenweise bis zu zwei Stunden pro Tag im Internet recherchierte und einschlägige Foren besuchte, um die Aussagen ihres Mannes zu überprüfen. Formulierungen wie »Dieses Symptom ist meist harmlos und nur extrem selten Ausdruck einer schweren Krankheit« wirkten nicht beruhigend, sondern steigerten erst recht ihre Krankheitsbefürchtungen. Wenn gelegentlich doch harmlose Symptome auftraten, bestand sie immer häufiger darauf, dass ihr Ehemann sie zur genaueren Abklärung an Fachärzte überwies, was ihm immer peinlicher wurde. Wenn sie selbst als Person unerkannt bleiben wollte, suchte sie in »bedrohlichen Momenten« über verschiedene Notruf-Nummern nach ärztlichem Zuspruch.

»Das ist bestimmt gefährlich« – die Fehlinterpretation harmloser körperlicher Symptome als lebensbedrohlich

Hypochondrische Menschen neigen dazu, körperliche Symptome als Zeichen einer gefährlichen Krankheit fehlzuinterpretieren. Die Betroffenen fühlen sich zudem unfähig, die unangenehmen Symptome zu ertragen oder zu beseitigen. Sie sehen keine Möglichkeit, wie sie die subjektiv erlebte Bedrohung abwenden können, und suchen Hilfe bei Ärzten und anderen Fachleuten.

Personen mit Krankheitsbefürchtungen können keinerlei Unsicherheit in Bezug auf den Körper und die Zukunft ertragen. Anstatt einen gewissen Stress durch Nicht-Wissen besser aushalten zu lernen, entwickeln sie sehr bildhafte Vorstellungen, was mit ihnen geschehen sein könnte. Sie interpretieren die meist harmlosen körperlichen Irritationen als gefährlich und rechnen als Folge ihrer ständigen Katastrophen-Szenarien mit dem Schlimmsten. Die Wurzel hypochondrischer Befürchtungen ist meist nicht Angst, sondern unerträgliche Unsicherheit, ähnlich wie bei vielen Menschen mit einer generalisierten Angststörung, die mit einer unsicheren Zukunft nicht umgehen können. Angst ist oft erst die Folge der Fehlinterpretation, die Beschwerden müssten gefährlich sein.

Krankheitsängstliche Menschen halten selbst den Teufelskreis der Angst in Gang, einen Teufelskreis, wie er bei Menschen mit einer Panikstörung im Augenblick einer heftigen Panikattacke auftritt. Patienten mit Panikanfällen glauben allerdings nur während einer Panikattacke, an einer gefährlichen körperlichen oder geistig-psychischen Störung zu leiden. Patienten mit einer hypochondrischen Störung sind dagegen andauernd überzeugt, bedroht zu sein, und verhalten sich auch entsprechend ihren Befürchtungen. Eine unbewältigte Panikstörung kann jedoch leicht zu ständigen Krankheitsängsten führen.

Für Menschen, die harmlose Symptome als gefährlich fehlinterpretieren, gilt der Spruch des griechischen Philosophen Epiktet (um 200 n. Chr.): »Nicht die Dinge an sich sind es, die uns beunruhigen, sondern die Art und Weise, wie wir sie sehen.« Im Rahmen einer kognitiven Verhaltenstherapie werden daher die Angst machenden Denkmuster herausgearbeitet, analysiert und verändert (»kognitiv umstrukturiert«).

Drei Gruppen von körperlichen Symptomen werden gewöhnlich als gefährlich fehlinterpretiert:
* *Harmlose körperliche Symptome.* Vorübergehende Befindlichkeitsstörungen als Folge der Einnahme von Substanzen (zu viel Alkohol,

Kaffee, Nikotin, Cannabis), falscher Ernährung, von Verdauungsproblemen, Blutdruckschwankungen, Schlafmangel, Arbeitsüberlastung, körperlicher Erschöpfung sowie Konditionsmangel bei vorübergehender Anstrengung und Muskelverspannung durch langes Sitzen oder Bildschirmarbeit werden als Ausdruck einer fundamentalen körperlichen Bedrohung angesehen.

- *Symptome einer somatoformen Störung oder leichteren körperlichen Erkrankung.* Anhaltende somatoforme Störungen, wie etwa Herz-Kreislauf-Probleme, Magen-Darmstörungen, Atembeschwerden, Missempfindungen auf der Haut, Kopf-, Rücken-, Brust- oder Bauchschmerzen, werden medizinisch nicht objektivierbaren organischen Ursachen zugeschrieben, sodass sich die Betroffenen vor schwerwiegenden Folgen fürchten. Manchmal wird auch hinter den Symptomen einer aktuellen Erkrankung eine gefährlichere Ursache vermutet, als tatsächlich gegeben ist.
- *Symptome einer vegetativen Erregung.* Zeichen einer vegetativen Erregung, einer Aktivierung des vegetativen Nervensystems, wie etwa Herzrasen, -klopfen, -stolpern, Atemnot, Muskelanspannung, Schwitzen, Übelkeit, Harn- oder Stuhldrang, in Verbindung mit Stress oder starken Gefühlen (Angst, Ärger, Wut, Traurigkeit, Enttäuschung) werden als Störung eines bestimmten Organs oder Organsystems betrachtet.

Frau Bauer, 45, Floristin, ist überzeugt, irgendwann einmal an Krebs zu sterben – so wie ihre geliebte Großmutter. Sie möchte einen vorzeitigen Krebstod durch intensive Aufmerksamkeit auf alle körperlichen Vorgänge verhindern. Seit Jahren interpretiert sie jede unerklärliche körperliche Irritation als Anzeichen einer möglichen Krebserkrankung. Brustkrebs sei die wahrscheinlichste Krebsart bei Frauen ihres Alters, daher könnte jede Anspannung in der Brust oder im Oberkörper ein Hinweis darauf sein. Wegen gehäufter medizinisch unklarer Unterbauchbeschwerden fürchtet sie auch einen Gebärmutterkrebs, der dann auch auf die Eierstöcke übergreifen könnte. Wenn sie wieder einmal unter ihren Reizdarmsymptomen leidet, hält sie sich das qualvolle Leiden an Darmkrebs vor Augen. Wenn ihre diffusen Bauchbeschwerden akut auftreten, denkt sie an Bauchspeicheldrüsenkrebs. Wenn sie Kopfschmerzen hat, befürchtet sie Metastasen ihres vermeintlichen Unterleibskrebses. Einerseits möchte sie sich körperlich am liebsten gar nicht mehr spüren und beobachten, um sich nicht in ihre Befürchtungen hineinzusteigern, andererseits wäre diese Vermeidungsstrategie besonders gefährlich. In diesem Dilemma entscheidet sie sich dafür, ihre ganze Aufmerksamkeit auf ihre Beschwerden zu richten und diese als Anzeichen einer Bedrohung zu bewerten. Lieber einmal zu viel als einmal zu wenig gefürchtet!

»Ich muss meinen Körper ständig kontrollieren« – vermehrte Körperbeobachtung verstärkt die Angst

Hypochondrische Menschen haben das Grundvertrauen in ihren Körper verloren. Sie kontrollieren ständig voller Sorge ihren Organismus, beobachten argwöhnisch jede Unregelmäßigkeit der Körperfunktionen und sind ständig auf der Suche nach bedrohlich erscheinenden Anzeichen. Sie messen aus Angst vor Herzinfarkt oder Schlaganfall ständig Blutdruck und Puls, nicht selten auch die Körpertemperatur, registrieren aus Angst vor Lungenkrebs oder Lungenembolie die Art ihrer Atmung, überprüfen ihre Zunge, ihren Hals und ihre Schluckfunktion im Hinblick auf Entzündungen oder Krebsverdacht, konzentrieren sich aus Angst vor Magen- oder Darmkrebs besorgt auf ihre Empfindungen im Magen-Darm-Bereich und suchen nach Auffälligkeiten in ihren Ausscheidungen (Blut im Stuhl oder Harn). Sie analysieren skeptisch jede Hautveränderung und tasten aus Angst vor Hautkrebs ihren Körper (etwa die Brust) täglich nach krebsverdächtigen Knoten ab, tasten aber auch ihre Lymphknoten auf eine eventuelle Schwellung hin ab – aus Angst vor einer Aids-Erkrankung. Aus Angst vor Multipler Sklerose überprüfen sie ihre Gehfähigkeit, unterziehen sich aus Angst vor einem Hirntumor oder Schlaganfall verschiedenen Sehtests, unternehmen diverse körperliche Fitnesstests, um eine Erschöpfungssymptomatik auf der Basis einer Krebserkrankung oder einer Herz-Kreislaufschwäche auszuschließen, und kontrollieren ihre Gedächtnisleistungen, weil sie eine beginnende Alzheimer-Krankheit befürchten.

Sie bewerten völlig normale körperliche Vorgänge als Signal einer gefährlichen Krankheit. Die ständige ängstliche Selbstbeobachtung führt aufgrund der daraus resultierenden Anspannung zu harmlosen Veränderungen des Körpers, die wiederum – weil ungewohnt – als gefährlich eingeschätzt werden. Dieser Teufelskreis von dauernder Beobachtung und Fehlinterpretation verschiedener Körperreaktionen wird zu einer sich selbst erfüllenden Prophezeiung: Hypochondrische Menschen haben durch ihr Verhalten genau das bewirkt, was sie fürchten, nämlich eine Veränderung ihrer Körperfunktionen, sodass sie sich in ihren Ängsten bestätigt fühlen.

Fachleute sprechen im Zusammenhang mit der ständigen Selbstbeobachtung und den damit einhergehenden körperlichen Funktionsstörungen von einer *somatosensorischen Verstärkung*. Die ängstliche Körperbeobachtung verändert die Wahrnehmung möglicher Körpermissempfindungen und steigert die Intensität der erlebten Missempfindungen. Dies erhöht die Wahrscheinlichkeit, dass die wahrgenommenen Körperempfindungen als gefährlich fehlinterpretiert werden.

Das Modell der somatosensorischen Verstärkung erklärt mithilfe von zwei Regelkreisen, wie fehlbewertete Körpersensationen verstärkt, stabilisiert und aufrechterhalten werden. Der erste Regelkreis beschreibt, wie nach der Wahrnehmung von körperlichen Symptomen die Fehlinterpretation der Symptome als gefährlich eine weitere körperliche Erregung bewirkt und die körperliche Symptomatik dadurch verstärkt, was die Aufmerksamkeit darauf erhöht. Verschiedene Reize (Kälte oder Hitze) und normale körperliche Zustände bei emotionaler Belastung (Herzklopfen, Schwitzen, Atemnot, Schwindel) oder anstrengender Betätigung (Muskelschmerzen, Seitenstechen) sowie Bagatellkrankheiten (vorübergehende Kopfschmerzen, Bauchschmerzen) können nicht toleriert werden. Es erfolgt daher eine Einengung der Aufmerksamkeit auf die Empfindungen und eine Überbewertung der Symptome als gefährlich. Der zweite Regelkreis beschreibt das daraus resultierende Krankheitsverhalten (ständige Körperkontrolle, übermäßige Beschäftigung mit Krankheit und Gesundheit, Arztbesuche und medizinische Untersuchungen, Medikamenteneinnahme, Schonverhalten), das schließlich zur Chronifizierung führt.

Fazit: Es entsteht ein Teufelskreis von Kontrollverhalten, somatosensorischer Verstärkung, sozialem Rückzug, erhöhter Monotonie, steigender Angst und Depression und der Suche nach Rückversicherung bei Ärzten und Angehörigen. Die Betroffenen empfinden mehr Ängste vor Tod und Alter und nehmen Gesundheit, äußeres Erscheinungsbild, Krankheiten und Verletzungen wichtiger als andere Personen. Das Modell der somatosensorischen Verstärkung gilt als wichtigste Grundlage des kognitiv-verhaltenstherapeutischen Behandlungskonzepts somatoformer Störungen.

Bei gesunden Menschen blendet das Gehirn mithilfe eines Filtersystems automatisch alle Körperempfindungen aus, die im Moment nicht bedeutsam sind. Bei hypochondrischen Patienten ist dieses Filtersystem gestört. Es gelangen auch leichte körperliche Missempfindungen ins Bewusstsein, sodass eine Beunruhigung entsteht. Die Betroffenen müssen lernen, nicht wirklich bedeutsame Reize auszublenden, damit sie sich wieder anderen Dingen des Lebens widmen können.

So wie Zwangskranke mit Kontrollzwängen bestimmte Objekte (Herd, Wasserhahn, Türen) kontrollieren, damit nichts Schlimmes passiert, kontrollieren hypochondrische Menschen ihren Körper mit dem Ziel, gefährliche Krankheiten zu vermeiden und die Gesundheit zu sichern. Die Hypochondrie im Sinne einer Krankheitsüberzeugung wird als *Checking Behavior* in Bezug auf den eigenen Körper oft zum *Spektrum der Zwangsstörungen* gezählt. Die ängstliche Kontrolle des eigenen Körpers kann analog zu einer Zwangsstörung als Kontrollritual angesehen werden. Die Betroffenen verspüren jedoch gewöhnlich trotz umfangreicher Kontrollen weiterhin Unsicherheit, Unruhe und Angst. Sie geben häufig an, die Gedanken an eine körperliche Erkrankung würden sich in einer Weise aufdrängen, wie dies bei einer Zwangsstörung der Fall ist. Analog zu einem Waschzwang, der vermehrt auftritt, wenn das Risiko einer Ansteckung nicht durch die vorherige Vermeidung von Sozialkontakten verringert werden kann, ist das Bedürfnis nach ärztlichen Kontrolluntersuchungen stärker, wenn die Betroffenen bestimmten Gefahrenreizen nicht völlig ausweichen können (z. B. mehrfache Aids-Kontrollen nach sexuellen Kontakten mit einer anderen Person als dem ständigen Partner).

Positive Erfahrungen führen bei Zwangskranken und hypochondrischen Patienten nicht zu mehr Zuversicht und Vertrauen, weil sie stets auf ein minimales Restrisiko fixiert bleiben. Je nachdem, ob eine Krankheitsphobie mit Vermeidungsverhalten oder eine Krankheitsüberzeugung mit Kontrollritualen im Vordergrund steht, sind unterschiedliche therapeutische Strategien angebracht. Krankheitsphobische Patienten müssen lernen, sich mehr auf ihre körperlichen Empfindungen sowie auf Krankheitsthemen ganz allgemein einzulassen, hypochondrische Patienten werden in der Psychotherapie angehalten, ihren Körper anders als bisher, und zwar nicht-beurteilend, zu beobachten und sich anschließend mehr der Umwelt zuzuwenden.

Das Konzept der Hypochondrie als zwanghafter körperbezogener Kontrollversuch zur Bewältigung von Krankheitsängsten deckt sich mit dem Erleben der Betroffenen und macht die Diagnose in dieser Hinsicht akzeptabler. Die Erklärung der hypochondrischen Störung nach dem

Modell einer Zwangsstörung wirkt für viele Betroffene plausibel und vermittelt ihnen oft erstmals ein einsichtiges Modell für die typischen Verhaltensweisen (»Checking Behavior« oder ständige Rückversicherungsfragen wie z. B.: »Sehen Sie wirklich nichts Krankhaftes?«, »Wie sicher kann ich mich darauf verlassen?«, »Wie lange nach dieser Untersuchung brauche ich mir keine Sorgen in Bezug auf eine Krebserkrankung zu machen?«, »Sollten wir nicht doch noch eine Kontrolluntersuchung in einem anderen Krankenhaus machen?«).

Herr Spitzer, 54, Chef einer Maschinenbaufirma, misst aus Angst vor einem Herzinfarkt und vor einem Schlaganfall täglich mehrfach seinen Blutdruck und seinen Puls, obwohl ihm sein Arzt bereits wiederholt versichert hat, dass er völlig gesund und durchtrainiert sei. Darüber hinaus powert er sich auf dem Hometrainer oder beim nahezu täglichen Laufen aus, um sein Herz auf eventuelle Schwächen zu testen. Er unternimmt auch Leistungsvergleiche zwischen linker und rechter Körperseite, um eine eventuelle Schlaganfallgefährdung rasch erkennen zu können, die sich durch einseitige Leistungsausfälle ankündigen würde. Trotz zweimaliger testpsychologischer Abklärung seiner Alzheimer-Befürchtung – eine Untersuchung, die jeweils mit sehr guten Leistungswerten endete – hat er sich ein Hirnleistungstraining verordnet, um einer eventuellen Alzheimer-Gefährdung aktiv zu begegnen. Herr Spitzer ist ein typischer »Kontroll-Freak«: Jedes Restrisiko muss ausgeschlossen werden. Dies macht einerseits seinen beruflichen Erfolg aus, bestimmt andererseits aber auch seinen Umgang mit möglichen Erkrankungen. Dahinter steht immer derselbe Gedanke: »Wenn etwas Schlimmes passiert, bin ich schuld, weil ich nicht genug aufgepasst habe.«

»Ich habe unerträgliche Angst vor dem Tod« – lebensbedrohliche Krankheiten als existenzielle Krise

Lebensgefährliche Krankheiten als existenzielle Bedrohung lösen bei vielen Menschen eine große emotionale Beunruhigung aus. Der Tod als das Ende der irdischen Existenz bereitet oft auch denjenigen Personen größtes Unbehagen, die an ein Weiterleben nach dem Tod glauben. Krankheitsängstliche Menschen erreichen bei Fragebögen, die auch Todesängste erfassen, weitaus höhere Werte als andere Patienten.

Mit dem Tod enden alle Träume in Bezug auf die Zukunft, alle Erwartungen an das Leben werden hinfällig. Der Gedanke an den toten Körper, der unter der Friedhofserde liegt und von Würmern zerfressen wird, wirkt auf viele Menschen sehr bedrückend. Voll Schaudern denkt so mancher daran, wie er als Kind vom Pfarrer am Aschermittwoch in der Kirche – damals noch völlig unbeteiligt – das Bibelwort »Gedenke Mensch, dass du aus Staub bist, und zu Staub wirst du zurückkehren« gehört hat.

Alle Menschen stehen im Angesicht des sicheren Todes unausweichlich vor der Frage, ob sie an Gott und an ein Weiterleben nach dem Tod glauben. In unserer Gesellschaft, in der man vom Tod so selten wie möglich spricht und wo die Grenzen des irdischen Daseins möglichst wenig bewusst werden sollen, beschäftigen sich viele Menschen lieber mit ihren Krankheitsängsten als mit den zentralen religiösen, spirituellen und philosophischen Fragen. Wer an Gott glaubt, sieht ihn oft auch als seinen Richter über das gelebte Leben und sorgt sich um sein Seelenheil. Angesichts dieser Ungewissheiten über ein Weiterleben nach dem Tod erwarten krankheitsängstliche Menschen, die mit dem Thema Tod einfach nicht umgehen können, von der Medizin die Zusicherung eines möglichst langen Lebens.

Herr Jung, 41, Landwirt mit ausgeprägten Ängsten vor einer lebensgefährlichen Infektion durch Keime und Chemikalien, hat einen ausgeprägten Wasch- und Reinigungszwang entwickelt. Täglich wäscht er sich insgesamt mindestens drei Stunden lang seine Hände und duscht seinen Körper. Damit will er eine lebensbedrohende Infektion, die über die Haut oder den Verdauungstrakt in seinen Körper gelangen könnte, verhindern. Er reinigt auch alles, was er mit seinen vermeintlich verseuchten Händen angegriffen hat, damit andere Menschen nicht zu Schaden kommen. Wenn er andere schädigt, wird er nicht nur von der Gesellschaft, sondern auch von Gott einmal zur Rechenschaft gezogen. Als frommer Katholik stellt er sich die bange Frage, ob Gott mit seinem Lebenswandel zufrieden ist und ob er nach seinem irdischen Tod auf ein ewiges Leben im Himmel hoffen darf. Mit Hilfe seines Wasch- und Reinigungszwangs will er letztlich seine Schuldgefühle bezüglich eines »schmutzigen« Lebens beseitigen, um sein Seelenheil im Jenseits abzusichern.

»Ich habe Angst davor, pflegebedürftig zu werden« – chronische Krankheiten als Verlust der Selbstständigkeit

Viele hypochondrische Menschen möchten im Fall einer schweren Krankheit am liebsten gleich sterben, wenn diese mit jahrelanger Pflegebedürftigkeit ohne Chance auf Besserung einhergehen sollte. In einem derartigen Fall erscheint ihnen das weitere Dasein als würdelos (z. B. wenn sie ohne fremde Hilfe weder einen Löffel halten noch ins Bad oder auf die Toilette gehen könnten), aber auch als Zumutung für ihre Umwelt, der sie ihretwegen keine Belastungen aufbürden möchten. Personen mit derartigen Sorgen fürchten sich vor den Möglichkeiten der modernen Medizin, die das Leben zwar erhalten, aber die Lebensqualität nicht garantieren kann. Manche meinen sogar, sie würden sich in einem solchen Fall am liebsten umbringen, wenn sie noch dazu in der Lage sein sollten. Denn dieses Leben hätte keinen Sinn mehr.

Herr Gruber, 53, Elektrotechniker, hat Angst vor einem Schlaganfall mit der Folge einer einseitigen Lähmung, aber auch vor einer langdauernden Behinderung wie Multipler Sklerose oder Diabetes mellitus. Für ihn ist es unvorstellbar, einmal ein Pflegefall zu sein, der ständig auf die Hilfe anderer Menschen angewiesen wäre. Sein Leben war von klein auf von seiner Fähigkeit, aber auch durch seinen Wunsch bestimmt, mit allem selbst zurechtzukommen und möglichst wenig auf andere Menschen angewiesen zu sein. Durch eine Vorsorgeuntersuchung wurde bei ihm das Frühstadium eines Altersdiabetes rechtzeitig erkannt. Er benötigt noch keine Medikamente. Dennoch denkt er ständig daran, dass ihm dasselbe Schicksal blühen könnte, wie er es bei einigen Verwandten kennengelernt hat. Diese hatten sich allerdings kaum um ihre Zuckerkrankheit gekümmert. Seine Lebensqualität ist nur aufgrund seiner Krankheitsängste beeinträchtigt, während das Frühstadium seiner Erkrankung noch keinerlei Auswirkungen auf seine körperliche Befindlichkeit hat.

»Ich habe Angst vor medizinischer Dauerbehandlung« – schwere Krankheiten als ständiges Angewiesensein auf Ärzte und Pflegepersonal

Menschen mit der Angst vor chronischen Krankheiten fürchten sich auch vor der Abhängigkeit vom medizinischen Versorgungssystem. Sie fühlen sich durch das ständige Angewiesensein auf Ärzte und Pflegepersonal wie ein medizinisches Versuchskaninchen, bei dem alle möglichen neuen Behandlungsmethoden und Medikamente ausprobiert werden. Zahlreiche Menschen mit Krebsängsten befürchten eine Karriere als Patient, der alle paar Jahre oder gar Monate immer wieder in ein Krankenhaus zu einer neuerlichen Operation kommen muss. Sie fürchten, dass dem Körper stückweise immer wieder neue krebsbefallene Teile entfernt werden, bis das Leben immer mehr im Siechtum sowie unter Morphium endet.

Herr Renner, 58, Installateur, hat eine Nierenschädigung als Folge von Diabetes mellitus und Bluthochdruck und fürchtet sich sehr davor, als Dialyse-Patient zu enden, obwohl ihm Ärzte die Hoffnung machen, dass es nicht so weit kommen müsse. Seine ständigen Befürchtungen, er müsste dreimal in der Woche zur Dialyse in das Krankenhaus fahren, führen zu Konzentrationsstörungen und damit zur Beeinträchtigung der beruflichen Leistungsfähigkeit. Immer wieder drängen sich ihm Vorstellungen auf, wie er, um überleben zu können, später von einer medizinischen Dauerbehandlung abhängig sein werde.

Frau Auer, 49, Köchin, hat nach einer Brustkrebserkrankung mit erfolgreicher Operation, Bestrahlung und Chemotherapie nach fünf Jahren ohne Rückfall gute Aussichten auf anhaltende Gesundheit. Sie fürchtet sich jedoch täglich vor einer neuerlichen Krebserkrankung, die sie aufgrund von Metastasen zu einer Dauerpatientin im Krankenhaus machen würde. Diese Einengung auf die Krebsthematik löst bei ihr eine länger anhaltende depressive Reaktion aus, in der sie erst recht den Verlauf ihres weiteren Lebens in den schwärzesten Farben sieht.

»Was wird aus meiner Familie ohne mich?« – Lebensgefährliche Krankheiten als Bedrohung des Sozialgefüges

Der Tod gilt nicht nur als das unausweichliche Ende des Lebens in dieser Welt, er bedeutet auch die endgültige Trennung von den nächsten Angehörigen. Viele Menschen mit Verlust- und Trennungsängsten fühlen sich durch den Gedanken an ihren Tod und die damit verbundene endgültige Trennung von ihrer sozialen Umwelt sehr einsam und verlassen. Im Kreis der Familie zu sterben ist ihnen sehr wichtig, denn allein sterben zu müssen setzen sie mit Verlassensein gleich. Andere krankheitsängstliche Menschen denken weniger an das Ende ihrer eigenen Existenz, sondern mehr an ihre Lieben, die dann ohne sie zurechtkommen müssten. Krankheitsängstliche Frauen sagen sich immer wieder: »Ich darf noch nicht sterben, weil ich unbedingt gebraucht werde, von meinen kranken Eltern, meinem hilflosen Mann, meinen kleinen Kindern.« Männer denken oft: »Ich darf noch nicht sterben, ich muss für meine Familie sorgen.«

Frau Schüssel, 39, hat ein körperbehindertes und ein verhaltensgestörtes Kind, darüber hinaus eine schwerkranke Mutter und einen Ehemann mit Alkoholproblemen, der sich wenig um die Familie kümmert. Der Gedanke an ihren frühzeitigen Tod durch eine schwere Erkrankung löst eine schwere Krise aus. Jedes harmlose körperliche Zeichen könnte ihr nahes Ende ankündigen, ganz gleich, ob sie es als Anzeichen von Herzinfarkt, Schlaganfall oder Krebs interpretiert. Sie darf einfach keine lebensgefährliche Krankheit bekommen. Was wäre dann mit ihren beiden Kindern und mit ihrer Mutter, um die sie sich ebenfalls kümmert? Würde ihr Mann im Fall ihres Ablebens noch mehr Alkohol trinken und sich überhaupt nicht mehr um die Kinder kümmern? Müssten die Kinder in einem Heim unterkommen? In ihrer gegenwärtigen stressreichen Situation lebt sie ausschließlich für die anderen. Jede Krankheit würde sie in ihrer Funktionsfähigkeit für ihre Familie bedrohen.

»Mein Leben ist ohne Sinn und Plan« – Krankheiten und Inanspruchnahme des Gesundheitssystems als Lebensstrukturierung

Zur Vermeidung von Missverständnissen sei nochmals betont: Hypochondrische Menschen leiden wirklich unter ihren Krankheitsängsten; sie täuschen nicht bewusst Symptome mit dem Ziel vor, daraus bestimmte Vorteile zu ziehen. Dennoch gewinnt man bei manchen – zumindest in bestimmten Phasen ihres Lebens – den Eindruck, dass die ständigen Arztbesuche und Krankenhausaufenthalte auch dem Zweck dienen, ein wenig Abwechslung in den tristen Alltag zu bringen. Es mag komisch klingen: Krankheitsängste sorgen manchmal für einen kurzen farbigen Höhepunkt im eintönigen Grau des Alltags. Wenn eine schwere Krankheit vom Arzt ausgeschlossen wurde, vermittelt dies für kurze Zeit ein unglaubliches Glücksgefühl, wie es sich andere Menschen gar nicht vorstellen können.

Psychologen formulieren das Grundproblem so: Wenn zunehmend externe Reize (soziale Kontakte oder Aktivitäten) fehlen, gewinnen innere Reize (Gedanken, bildhafte Vorstellungen, körperliche Empfindungen) sehr bald die Oberhand. Menschen erleben körperliche Befindlichkeiten wie Müdigkeit, Herzklopfen, Hustenreiz, Atembeschwerden, Schwindel, Übelkeit oder Schmerzen stärker, wenn sie keine äußere Ablenkung haben, etwa in Ruhephasen, Arbeitspausen oder monotonen Situationen. Deshalb ist es kein Wunder, wenn Krankheitsängste in depressiven Episoden mit der damit verbundenen Lustlosigkeit, Antriebslosigkeit und Neigung zum Grübeln verstärkt auftreten.

Herr Schwarz, 67, Rentner, hatte während seiner beruflichen Arbeit als technischer Angestellter kein Interesse daran, sich mit den durchaus vorhandenen Symptomen seines Körpers zu beschäftigen. Nach der Beendigung seiner Berufstätigkeit überfiel ihn eine ungewohnte Sinnleere, weil er früher immer nur für seine Arbeit gelebt hatte. Jetzt hatte er die Zeit, sich ganz seinem Körper zu widmen: Zeit, in sich hineinzuhorchen und fast wöchentlich wegen diverser Altersbeschwerden, die er als gefährlich fehlinterpretierte, zum Hausarzt zu gehen. Er machte sich Sorgen, dass es ihm so ergehen könnte wie einigen seiner Arbeitskollegen, die bald nach Erreichen des Rentenalters verstorben waren. Er wollte noch nicht so früh sterben, wusste aber auch nicht, wofür er noch leben sollte. Zu Hause sprach er mit seiner Frau am liebsten über seine Wehwehchen und über die Krankheiten der Personen, die er im Wartezimmer des Hausarztes kennengelernt hatte. Vor lauter Beschäftigung mit eingebildeten und minimalen Krankheitszeichen vergaß er völlig, die Rente so zu genießen, wie er sich das früher immer vorgestellt hatte.

»Wenn ich wenigstens gesund wäre« – ständige Körperfixierung als Problemumlenkung zur Vermeidung der wahren Lebensprobleme

Viele krankheitsängstliche Menschen beschäftigen sich oft nicht mit den vorhandenen psychosozialen Problemen, sondern nur mit den aktuellen körperlichen Symptomen. Dadurch lenken sie sich von den wahren Problemen des Lebens ab, nach dem Motto: »Wenn ich nicht krank wäre, wäre alles ganz anders.« Sie sehen die Lösung schwieriger Lebenssituationen in der besseren Kontrolle ihres Körpers, gleichsam als Ausdruck des Bedürfnisses nach mehr Kontrolle im Leben. Psychoanalytiker sprechen wie gesagt von einem *primären Krankheitsgewinn* und verweisen auf die inneren Vorteile, die krankheitsängstliche Menschen durch ihre Symptomatik haben. Sie können sich trotz ihres Leidens über den Weg von Symptomen oft noch unangenehmeren Situationen entziehen und erleben dadurch eine Entlastung.

Die amerikanische Psychologin Susan Baur beschreibt in ihrem Buch *Die Welt der Hypochonder* die psychoanalytische Sichtweise der Hypochondrie als eine Form der Symptomverschiebung von den wahren Problemen auf ein Pseudoproblem, das die Betroffenen als ihre einzige Belastung betrachten:

Krank sein ist eine Weise, sich mit der eigenen Hilflosigkeit einverstanden zu erklären. Hypochondrie ist tatsächlich eine fast perfekte Lösung für diese verbreitete Zwangslage, denn mit dem Kranksein – ob als Kind, Ehefrau, Ehemann, Arbeitnehmer oder Schwiegermutter – erhält die verletzliche Person den Schutz und die Aufmerksamkeit, nach der sie sich sehnt. Sie entschuldigt damit ihre übertriebene Abhängigkeit, bindet ihren Beschützer an sich (denn wer könnte schon jemanden im Stich lassen, der schwer erkrankt ist?), verursacht dem besorgten Gegenüber Mühe und Unannehmlichkeiten und bestraft es damit gleichzeitig für seine ärgerliche Unentbehrlichkeit.

Aber nicht nur das: Das Gefühl, krank zu sein, bestraft zudem auch den Hypochonder selbst für seine feindseligen Gefühle dem Beschützer gegenüber, von dem er abhängig ist, und sich selbst gegenüber. Der Hypochonder versucht so, mit Gefühlen der Abhängigkeit, Feindseligkeit und Schuld fertig zu werden, indem er diese Probleme auf eine Ecke seines Lebens beschränkt – seinen Körper – und zugleich das Ergebnis dieser Probleme verleugnet, nämlich einen durchgängigen Mangel an Unabhängigkeit und Selbstachtung. Er ersetzt mit der Krankheit, einer schuldlosen Form des Scheiterns, sein Gefühl allgemeiner Wertlosigkeit. Mit anderen Worten, er hält verzweifelt die Überzeugung aufrecht, dass er stark, unabhängig und liebenswert wäre, gäbe es nicht die Krankheit.

Frau Schubert, 41, Kosmetikerin, in ihrer Ehe nicht glücklich, beschäftigte sich den ganzen Tag mit ihrer angeblich unattraktiven und aus den Fugen geratenen Figur sowie mit verschiedenen harmlosen körperlichen Problemen. Wegen niedrigen Blutdrucks könnte sie umfallen, wegen falscher Kleidung und schädlicher Cremes könnte sie Hautprobleme bekommen, im Fall einer Entwöhnung vom Rauchen könnte sie zunehmen, bei häufigerem Alkoholkonsum könnten ihre Blutwerte beeinträchtigt werden, der Handymast auf dem Nachbarhaus könnte ihre Gesundheit und ihren Schlaf beeinträchtigen. Sie ahnte die Ursachen ihrer Krankheitsängste, die viel eher auf ihr schlechtes seelisches Befinden als auf ihre harmlosen körperlichen Missempfindungen zurückzuführen waren, wollte jedoch wegen der Kinder keine Scheidung von ihrem Mann, der kaum zu Hause und in seiner Freizeit lieber mit seinen Freunden unterwegs war. Als sie einen liebevollen Lehrer kennenlernte und die Scheidung durchzog, gingen ihre Krankheitsbefürchtungen auf ein erträgliches Maß zurück.

»Krankheit sichert mir Zuwendung« – die umstrittene Theorie vom sekundären Krankheitsgewinn

Psychoanalytiker sprechen von einem *sekundären Krankheitsgewinn*, wenn eine Person durch Krankheit besondere Aufmerksamkeit und intensive Zuwendung bekommt und deshalb unbewusst oder gar bewusst immer wieder krank sein möchte. Es handelt sich dabei – im Gegensatz zum bereits beschriebenen primären Krankheitsgewinn – um äußere (soziale) Vorteile, die krankheitsängstliche Menschen nach Entstehen ihrer Ängste für sich erreichen, etwa mehr Beachtung und Fürsorge.

Diese Auffassung steckt häufig auch hinter dem verächtlichen Begriff des »eingebildeten Kranken«, der von seiner Umwelt ständig bemitleidet und geschont werden möchte. Diese Unterstellung eines sekundären Krankheitsgewinns tut den Betroffenen sehr unrecht und wird von verschiedenen Fachleuten als falsch angesehen. Die verallgemeinernde Unterstellung eines sekundären Krankheitsgewinns als Hauptmotiv für hypochondrische Ängste wird der Problematik der meisten Betroffenen nicht gerecht. Wenn sich die Störung länger hinzieht, können jedoch Wünsche nach Zuwendung, Mitgefühl und Schonung durchaus verstärkt auftreten.

Markus, 16, Schüler, leidet seit der Scheidung seiner Eltern vor zwei Jahren unter Schwindel, Übelkeit, Kopf- und Magenschmerzen. Er fürchtet sich seither vor einem Hirntumor sowie vor einem Magengeschwür. Bei stärkeren Beschwerden, vor allem vor Prüfungen, darf er zu Hause bleiben, wodurch seine schulischen Leistungen nachlassen. Er kann wegen seiner Krankheitsbefürchtungen in seinem eigenen Zimmer nicht einschlafen und wirkt dann tagsüber erschöpft. Seine alleinstehende Mutter hat mit ihrem einzigen Kind oft solches Mitleid, dass er bei ihr im Bett schlafen darf. Die Krankheitsängste bewirken zwischen Markus und seiner Mutter eine ungesunde körperliche Nähe und erschweren die Ablösung des Sohnes.

Zehn häufige Folgen von Krankheitsängsten

Krankheitsängste führen zu typischen Verhaltensweisen, die unter den Stichworten »Sicherheitsverhalten« und »chronisches Krankheitsverhalten« zusammengefasst werden können. Kränkheitsängstliche Menschen entwickeln ein *Sicherheitsverhalten*, das charakterisiert ist durch
- die Suche nach Rückversicherung bei Ärzten und Angehörigen bezüglich der Unbedenklichkeit ihrer Beschwerden,
- körperliches Kontrollverhalten (»Body Checking«, etwa häufiges Puls- und Blutdruckmessen),
- die Abhängigkeit von Sicherheitssignalen (Anwesenheit von Vertrauenspersonen, Einspeichern von Notruf-Nummern im Handy, Auf-

enthalt in der Nähe von Krankenhäusern oder Arztpraxen im Fall subjektiv bedrohlicher Symptome, Mitnahme bestimmter Medikamente für den vermeintlichen Notfall) und ausufernde Ängste beim Fehlen derartiger Sicherheitssignale (Urlaub des Hausarztes),
• Vermeidungsstrategien (Vermeidung von Arzt- und Krankenbesuchen und medizinischer Lektüre).

Chronisches Krankheitsverhalten umfasst folgende Aspekte:
• Verlust des Vertrauens in die Funktionstüchtigkeit des eigenen Körpers,
• körperliches Schonverhalten aus Angst vor Überlastung des Körpers,
• zunehmende Passivität und resignierende Hilflosigkeit (depressive Verstimmung),
• Verminderung des Selbstwertgefühls durch das ständige Gefühl der Beeinträchtigung,
• Gestaltung der sozialen Beziehungen nach den Erfordernissen der jeweiligen Krankheitsängste,
• allgemeiner sozialer Rückzug und Einschränkung der Lebensmöglichkeiten auf eine Krankenrolle,
• Gefährdung der beruflichen Leistungsfähigkeit.

Im Folgenden beschreiben wir zusammenfassend die zehn häufigsten Konsequenzen anhaltender Krankheitsängste, die wir teilweise bereits bei der Darstellung der Ursachen angedeutet haben. Was davon trifft auch auf Sie selbst zu? Bedenken Sie: Die Ursachen Ihrer Krankheitsängste können Sie nicht mehr beeinflussen, die Folgen davon können Sie jedoch durch eine Änderung Ihrer Denk- und Verhaltensmuster vermindern. Wenn Sie die Ursachen Ihrer Krankheitsängste erkennen, können Sie sich selbst besser verstehen und annehmen. Wenn Sie jedoch die Folgen Ihrer Krankheitsängste unterbrechen, können Sie sich ändern und vielleicht sogar heilen.

»Wie sicher sind die Untersuchungsergebnisse?« –
Das ständige Bedürfnis nach neuerlichen Untersuchungen

Krankheitsängstliche Patienten erwarten von Untersuchungsbefunden, dass sie für vollständig gesund erklärt werden. Sie können nicht damit umgehen, dass verschiedene Befunde nicht ideal, sondern »nur« im Rahmen der Norm oder grenzwertig sind. Weil Untersuchungen eine gefürchtete Krankheit zwar als nicht nachweisbar deklarieren, aber auch nicht ganz sicher ausschließen können, begehren krankheitsängstliche Patienten immer wieder neue Verlaufsuntersuchungen. Genauere Untersuchungen bei anderen medizinischen Einrichtungen sollen mehr Sicherheit vermitteln als die bisherigen Atteste. Kleine Unterschiede zwischen verschiedenen Befunden werden in Angst machender Weise aufgebauscht, sodass weitere Untersuchungen zur endgültigen Klärung der Sachlage als notwendig erscheinen – bis auch diese wieder angezweifelt werden.

Das Sicherheitsbedürfnis ist oft so ausgeprägt, dass die Betroffenen die Ärzte bezüglich aller möglichen Ausschlussdiagnosen stark unter Druck setzen. Gutwillig nehmen diese anfangs zusätzliche Untersuchungen mit irrelevanten Zufallsbefunden vor, die aber weiterer Abklärung bedürfen. Auf diese Weise werden krankheitsängstliche Menschen am Ende noch mehr verunsichert. Die verschiedenen Ärzte, die sie im Laufe der Zeit aufsuchen, äußern sich gewöhnlich etwas unterschiedlich, womit krankheitsängstliche Personen schon gar nicht umgehen können. Die Folge: Es müssen immer »bessere« Spezialisten aufgesucht werden.

Viele unnötige, aus der Sicht der Ärzte aber gutgemeinte Untersuchungen zur Beruhigung hypochondrischer Patienten wirken schon deswegen nicht im erhofften Sinn, weil bei den Betroffenen ein ungünstiges Denkmuster bestärkt wird: »Mein Arzt lässt mich nur deswegen so ausführlich untersuchen, weil ich vielleicht doch an irgendeiner Krankheit leide.« Manche denken, dass der Arzt trotz gegenteiliger Aussagen eine gefährliche Krankheit für wahrscheinlich hält, aber den Patienten nicht beunruhigen möchte, sondern die heimtückische Krankheit erst nach gründlicher Abklärung bekannt geben wird.

Frau Rainer, 37, Mutter von zwei Kindergartenkindern, litt unter Brustkrebsängsten und phasenweise auch unter der Befürchtung, dass bereits Metastasen aufgetreten sein könnten. Sie wollte am liebsten alle drei Monate eine Mammographie durchführen lassen, obwohl sie Angst hatte, dadurch erst recht eine Brustkrebserkrankung zu bekommen. Obwohl es unnötig war, überwies sie der Hausarzt häufiger als angezeigt zur Untersuchung, bis er erkannte, dass er seine Patientin auf diese Weise nicht beruhigen konnte. Nach einiger Zeit wechselte sie von Brustkrebsängsten auf die Angst vor einem Unterleibskrebs und verlangte unnötig oft einen Krebsabstrich. Hinter ihrem Anliegen stand der unerfüllbare Wunsch, eine Krebserkrankung am besten so früh zu erkennen, dass diese gar nicht richtig ausbrechen könnte. Sie wollte einen Krebs am liebsten noch vor dessen Ausbruch entdecken – ein Widerspruch in sich.

»Sagen Sie mir, dass ich gesund bin« – anhaltende Suche nach Rückversicherung bei Ärzten

Von Ärzten beruhigt zu werden, dass es sich um nichts Schlimmes handle, ist das Bestreben aller Patienten mit unklaren Leidenszuständen. Krankheitsängstliche Menschen können davon jedoch nicht so profitieren wie andere Personen, die sich vom Arzt nicht nur kurzfristig, sondern auch für einen längeren Zeitraum beruhigen lassen, dass sie im Wesentlichen gesund sind.

Das Bedürfnis nach ständiger ärztlicher Beruhigung trotz negativer Befunde gilt als typische Folge nicht bewältigter Krankheitsängste und ist als Sicherheit suchendes Verhalten, als *Rückversicherungsverhalten*, zu verstehen. Rückversicherungsfragen dienen dem Zweck, die ständige innere Unsicherheit und Unruhe zu beseitigen, die entsteht, wenn es den Betroffenen nicht gelingt, sich selbst angesichts bestimmter Krankheitsbefürchtungen zu beruhigen.

Ärztliche Bestätigungen der körperlichen Gesundheit wirken in der Tat nur für den Augenblick beruhigend, sind aber auf Dauer schädlich. Denn krankheitsängstliche Personen können dadurch nicht die Fähigkeit erwerben, eine gewisse ängstliche Unsicherheit eine Zeit lang zu ertragen und sich im Laufe der Zeit selbst zu beruhigen. Vielmehr werden die Betroffenen immer mehr vom ärztlichen Zuspruch abhängig. Ärzte und Krankenpflegepersonal führen – in bester Absicht – oft dieselben langfristig schädlichen Versuche zur Beruhigung der Patienten durch wie zuvor deren Angehörige.

Herr Binder, 49, von Beruf Kraftfahrer, litt unter Schwindel, unsicherem Gang, Sehstörungen, Darm- und Blasenproblemen. Er fürchtete sich vor Multipler Sklerose und einer damit verbundenen Arbeitsunfähigkeit in absehbarer Zeit. Sein Hausarzt überwies ihn an einen Neurologen, bei dem er die Diagnosen *Somatisierungsstörung* und *hypochondrische Störung* erhielt. Obwohl sich keine Hinweise darauf ergaben, fürchtete sich Herr Binder dennoch weiterhin vor Multipler Sklerose – mit der

Begründung, dass diese eben noch nicht nachweisbar sei. Er benötigte immer wieder die ärztliche Rückversicherung der Unbedenklichkeit seiner Beschwerden und pendelte zu diesem Zweck zwischen Hausarzt und Neurologen hin und her. Obwohl er glauben konnte, dass die gefürchtete Krankheit nicht nachweisbar war, und deshalb auf neuerliche Untersuchungen verzichtete, fragte er bei jedem neuen Symptom dennoch seine Ärzte, ob dieses nicht doch ein Hinweis auf eine beginnende Multiple Sklerose sein könnte.

»Vielleicht haben die Ärzte doch etwas übersehen« – medizinische Literatur und Internet als Mittel der Selbstdiagnostik

Das Bedürfnis der Menschen nach medizinischem Wissen hat in den letzten Jahrzehnten stark zugenommen. Immer mehr Zeitungen und Zeitschriften widmen sich der Thematik von Gesundheit und Krankheit. Fragen zur Gesundheit gelten als eines der wichtigsten Motive für Recherchen im Internet. Zahlreiche Gesundheitsportale und ärztliche Online-Dienste bieten eine durchwegs sinnvolle und hilfreiche Erstorientierung. In Internet-Foren tauschen Menschen mit bestimmten Krankheiten Informationen und Erfahrungen aus. Virtuelle Selbsthilfegruppen ergänzen vorhandene oder ersetzen fehlende Möglichkeiten zu persönlichen Begegnungen.

Das Internet ist heute in mehrfacher Hinsicht eine wichtige Ergänzung zum herkömmlichen Medizinbetrieb. Hausärzte als bislang unangefochtene Ansprechpartner in Sachen Gesundheit müssen sich in ihrer Praxis immer häufiger mit Reaktionen auseinandersetzen wie: »Aber im Internet habe ich gelesen, dass diese Symptomatik doch gefährlich sein könnte und ein Patient daran gestorben ist, weil seine Beschwerden nicht ernst genommen wurden.« Es sind gerade Menschen mit Krankheitsängsten, die in ihrem Bedürfnis nach Ausschluss eines medizinischen Restrisikos vom Internet nicht in derselben Weise profitieren können wie andere Personen. Die »24-Stunden-Praxis« des »Doktor Google« ist eine stets zugängliche Anlaufstation, wenn der Hausarzt seine Praxis geschlossen hat oder der Patient wegen seiner als hypochondrisch eingestuften Beschwerden dort nicht mehr zu fragen wagt. Das Internet, das viel geduldiger ist als jeder Arzt, gibt auch Antwort auf die besorgte Frage, welche lebensbedrohliche Krankheit aus einer angeblich harmlosen Symptomatik zumindest in seltenen Fällen entstehen könnte.

Die grenzenlose Information im Internet bringt für viele hypochondrische Personen nicht die erhoffte Beruhigung, sondern ist eine Quelle neuer Befürchtungen. Da gibt es doch tatsächlich Erkrankungsmöglichkeiten, an die man noch gar nicht gedacht hat! Sofort muss man sich auch bezüglich dieser potenziellen Gefahren untersuchen lassen oder zumindest mit den jeweiligen Internet-Doktoren Kontakt aufnehmen. Der Fachautor dieses Buches hat durch seine Homepage *www.panikattacken.at,* die der Information der Bevölkerung über psychische Störungen dienen soll, auch eine umfangreiche persönliche Kenntnis von den negativen Auswirkungen dieser gutgemeinten psychologischen Ausführungen erlangt, sodass auf jeder Subseite seiner Homepage vermerkt ist:»E-Mail-Anfragen zu privaten Problemen werden aus Zeitgründen nicht beantwortet.«

Ständiges Surfen im Internet kann das Krankheitsgefühl der Betroffenen erheblich verstärken, einerseits, weil es – ähnlich wie bei der Lektüre von medizinischen Büchern und Gesundheitsberichten in Zeitungen und Zeitschriften – die Aufmerksamkeit für Informationen erhöht, die den Verdacht auf eine Erkrankung stützen, andererseits, weil es die Gefahr eines sozialen Rückzugs vergrößert.

Frau Achleitner, 37, Krankenschwester, litt nach ihrer Scheidung vor sechs Jahren unter Ängsten und Depressionen, die im Laufe der Zeit abnahmen, während verschiedene Magen-Darm-Beschwerden bestehen blieben. Diese lösten bei ihr verstärkte Krankheitsängste aus, nach dem Motto:»Da meine psychischen Probleme jetzt verschwunden sind, muss hinter meinen körperlichen Beschwerden doch eine unbekannte körperliche Krankheit stecken.« Durch ihre Tätigkeit kannte sie die Probleme und Grenzen der ärztlichen Diagnostik sowie die unerwünschten Auswirkungen verschiedener Medikamente. Aus Angst vor möglichen Nebenwirkungen lehnte sie Antidepressiva ab und versuchte sich über Selbsthilfe-Literatur, Internet-Recherchen und die Teilnahme an einschlägigen Foren und Chats zu behandeln. Sie besuchte im Internet verschiedene Gesundheitsseiten, die eine kostenlose Beratung durch erfahrene Ärzte anboten, und fragte immer wieder nach, ob ihre Symptome nicht doch auf eine gefährliche Krankheit hindeuten könnten. Über Diskussionsforen suchte sie auch Sicherheit durch den Erfahrungsaustausch mit Personen, die an ähnlichen Symptomen litten.

»Ich meide alles, was mich beunruhigen könnte« – chronisches Vermeidungsverhalten als Gegenmittel zur Krankheitsfixierung

Zahlreiche krankheitsängstliche Personen, vor allem Menschen mit einer Krankheitsphobie, legen ein starkes Vermeidungsverhalten im Umgang mit ihren Krankheitsbefürchtungen an den Tag – ähnlich wie viele Patienten mit Panikattacken, die auf diese Weise einer neuerlichen Panikattacke zu entkommen hoffen. Aus Angst, ihre Sorgen könnten berechtigt sein, vermeiden sie Arztbesuche und jede Art von Untersuchung oder schieben diese möglichst lange hinaus. Aus Angst vor der Beunruhigung durch zu viele Informationen vermeiden sie alle Situationen, die mit der Thematik von Krankheit und Tod zu tun haben könnten: routinemäßige Gesundheitschecks und Vorsorgeuntersuchungen, selbst ab dem Alter von 50 Jahren; Krankenhausbesuche, sogar bei guten Freunden und nahen Verwandten; wenn möglich auch Begräbnisse, sonstige Friedhofsbesuche, Todesanzeigen und Unfallmeldungen in Zeitungen; Gesundheitssendungen, Fernsehserien mit einer Thematik im Bereich »Medizin« oder Fach- und Populärliteratur, Ratgeberseiten in Printmedien, Internet-Recherchen und Gesundheits-Foren; Gesprächsthemen über Krankheiten, körperbezogene Tätigkeiten wie Puls-, Blutdruck- und Temperaturmessungen, jede Form der Körperbeobachtung. Die Betroffenen sind häufig nicht einmal in der Lage, ein Testament zu verfassen, weil sie dadurch mit dem Gedanken an den jederzeit möglichen Tod konfrontiert würden. Manche Krankheitsphobiker vermeiden dagegen nur ganz bestimmte Dinge wie etwa medizinische Untersuchungen, Krankenhausbesuche oder Begräbnisse.

Der Fachautor dieses Buches hat festgestellt, dass zahlreiche krankheitsphobische Personen auch Schwierigkeiten haben, seine Bücher über Angststörungen zu lesen; sie könnten von allen beschriebenen Angststörungen betroffen sein, was sie sehr beunruhigen würde. Haben Sie gerade Schwierigkeiten, dieses Buch zur Gänze zu lesen, weil Sie dadurch noch mehr Krankheitsängste bekommen könnten, als Sie bisher schon haben? Dann sollten Sie bewusst medizinische und psychologische Informationen einholen, ohne alles gleich auf sich selbst zu beziehen. Vermeiden ist kein sinnvoller Weg, wenn es gilt, etwas bewältigen zu lernen.

Krankheitsphobische Menschen leben nach dem Motto: »Nur nichts von dem wissen, was beunruhigen könnte.« Lieber leiden sie unter einer diffusen Todesangst und Ungewissheit in Bezug auf ihren Gesundheitszustand als unter der niederschmetternden Nachricht, tatsächlich unheilbar krank zu sein. Viele Betroffene gehen erst nach längerem Drängen ihrer Angehörigen oder der aufgesuchten Ärzte zu den notwendigen medizinischen Untersuchungen, denn sie leben in der Angst oder Überzeugung, dass sie tatsächlich von der gefürchteten Krankheit betroffen sein könnten, was durch die entsprechende Abklärung nur bestätigt würde.

Frau Nausner, 51, Friseurmeisterin mit einem großen Salon, litt unter Beschwerden im Brustbereich, die sie auf ausstrahlende Rückenschmerzen durch langes Stehen aufgrund ihres Berufs zurückführte. Als starke Raucherin dachte sie zwar einmal kurz an die Möglichkeit einer Lungenkrebserkrankung, verdrängte diese Überlegung jedoch nach dem Grundsatz: »Wenn ich tatsächlich Lungenkrebs habe, bin ich ohnehin nicht mehr zu retten; dann möchte ich lieber ohne Operation sterben.« Sie verband Krankheit zeitlebens immer mit inakzeptabler Schwäche und ging daher kaum zu einem Arzt. Durch Ärzte würde sie nur unnötig beunruhigt. Sie ordneten nur alle möglichen Untersuchungen an, die sie erst recht belasten und verunsichern könnten. In ihrem harten Leben hatte sie gelernt, bei allem »die Zähne zusammenzubeißen und durchzuhalten«. Nur wenn die Schmerzen kaum erträglich waren, besorgte sie sich in der Apotheke Schmerzmittel, jedoch ohne ärztliche Verordnung. Erst zwei Jahre nach dem Auftreten der ersten Symptome suchte sie endlich einen Allgemeinarzt auf, der sie sofort in ein Krankenhaus einwies. Dort wurden die Diagnosen Brustkrebs und Lungenkrebs gestellt. Sie starb schließlich an der Krankheit, die sie immer gefürchtet hatte und in Bezug auf die sie keine medizinische Abklärung zugelassen hatte.

»Ich muss mich schonen, um mich nicht zu überfordern« – ständiges körperliches Schonverhalten als ungewollte Angstverstärkung

Als Vermeidungsverhalten gilt auch das typische Schonverhalten angesichts von körperlichen und sportlichen Anforderungen. Krankheitsängstliche Menschen entwickeln häufig ein körperliches Schonverhalten, das für den Augenblick zwar angstvermindernd, auf Dauer aber angstverstärkend wirkt, weil dadurch erst recht körperliche Symptome als

Folge von Konditionsmangel auftreten. Die Betroffenen vermeiden viele ihrer früheren Aktivitäten aus Sorge vor einer Überforderung des Körpers. Die Folge: Das Leistungsniveau sinkt. Jede körperliche Betätigung führt dann schnell zu Herz- und Atembeschwerden und verstärkt dadurch die Angst vor einer Krankheit.

Wenn sich ein früher sehr sportlicher Mensch wegen seiner Krankheitsangst plötzlich nur noch schont, kann das erst recht zu anhaltender psychovegetativer Verspannung führen (Herzklopfen, Beklemmung, Schweißausbrüchen, Schlafstörungen, Reizbarkeit, Konzentrationsstörungen, depressivem Verhalten) – ähnlich wie beim *Sportentzugssyndrom* eines Leistungssportlers, der lange Zeit an regelmäßige sportliche Aktivität gewöhnt war und aus verschiedenen Gründen (Zeitmangel, Verletzung oder Passivurlaub mit der Familie am Meer) plötzlich damit aufhört. Sportliche Betätigung ist daher für die erfolgreiche Behandlung einer hypochondrischen Symptomatik sehr hilfreich. Dasselbe gilt auch für Patienten mit einer so genannten generalisierten Angststörung, die durch ihre ständigen Sorgen und Befürchtungen über alles Mögliche eine chronische körperliche Verspannung entwickelt haben.

Bei Menschen mit Schmerzen tritt ein Schonverhalten meist dann auf, wenn Ausruhen und Inaktivität eine rasche Linderung der Schmerzen bewirken. Aber die Schmerzen werden durch übermäßige Schonung langfristig verstärkt statt vermindert, weil eine nicht trainierte Muskulatur bei jeder Aktivität noch mehr schmerzt.

Herr Fliedner, 31, Handelsvertreter, bekam in der zweitägigen Ruhephase am Wochenende nach länger anhaltendem Stress eine Panikattacke, an der er zu sterben glaubte. Seine Panikattacke trat auf, als er in Ruhe einmal darüber nachdachte, ob die wirtschaftliche Entwicklung seiner Firma nicht geradewegs in den Konkurs führen könnte, während er seinen Kunden etwas ganz anderes erzählte. Er entwickelte daraufhin ein ausgeprägtes Schonverhalten nach dem Motto: »Wenn der Körper sogar in Ruhe mit Panik reagiert, ist jede körperliche Anforderung erst recht gefährlich.« Früher nahm er regelmäßig in verschiedenen Städten am Marathonlauf teil, was er nach seiner Panikattacke nicht mehr wagte. Es kam zu einer totalen Verunsicherung durch Gedanken wie: »Ich halte keinen Stress mehr aus«, oder: »Ich muss mich schonen, um meinen Körper nicht zu überlasten.« Als Folge davon verschlechterte sich tatsächlich seine Kondition, was ihn in der Überzeugung bestärkte, dass er körperlich nicht mehr belastbar sei.

»Mich interessiert jetzt nur noch meine Gesundheit« – die Vernachlässigung der sozialen Umwelt und anderer Interessen durch die Körperfixierung

Bei vielen krankheitsängstlichen Menschen ufert die Beschäftigung mit ihrem gesundheitlichen Zustand derart aus, dass sie ihre sozialen Aktivitäten ebenso verringern wie ihre Hobbys und sonstigen Freizeitbeschäftigungen. Die ständige Körperkontrolle führt oft auch zur Vernachlässigung der Aufgaben als Partner oder Elternteil. Die Konzentration auf die Vermeidung von Krankheit hindert hypochondrische Patienten daran, ihr Leben im Hier und Jetzt zu genießen. Sie sind ständig bemüht, lebensbedrohliche Erkrankungen auszuschließen, um dann endlich ein glückliches Leben führen zu können, das allerdings in immer weitere Ferne rückt.

Die krankheitsängstliche Beschäftigung mit allem, was angeblich gesund ist, kann zum Gesundheitsfanatismus führen. Dieser ist als krankhaft zu bezeichnen, wenn dadurch andere wichtige Aspekte des Lebens vernachlässigt werden. Die übertriebene Angst vor bedrohlichen Umweltgiften oder Strahlen, falscher und ungesunder Ernährung, schädlichen Zusätzen in Lebensmitteln und Getränken und ähnlichen möglichen Gesundheitsgefährdungen sowie das ständige schlechte Gewissen, nicht das Bestmögliche für die körperliche Fitness zu tun, kann die Genussfähigkeit und Freude am Leben erheblich beeinträchtigen.

Herr Reiter, 39, Manager und Vater von drei Kindern, wendet neben seinem stressreichen Beruf mit dem Verweis auf seine Gesundheit für Sport (Marathonlauf, Tennis, Fitnessstudio), Ernährung (Besuch von Vorträgen, Lektüre einschlägiger Zeitschriften) und Wellness-Seminare am Wochenende so viel Zeit auf, dass er kaum noch Zeit für seine Familie hat. Die Krankheitsangst hinter seinem übertriebenen Gesundheitsverhalten zeigt sich am deutlichsten darin, dass er alle zwei Wochen ein Blutbild erstellen lässt – auf eigene Kosten, um keine Schwierigkeiten mit seiner Krankenkasse zu bekommen. Schon geringe Alkoholmengen lösen bei ihm Ängste vor einer Verschlechterung seiner Leberwerte aus. Er wolle nicht so enden wie sein Vater, der als Folge eines ungesunden Lebensstils (schädlicher Alkoholkonsum mit Übergewicht) frühzeitig an Herzproblemen verstorben sei. Seine Ehefrau wirft ihm verärgert vor, er sei ein Egozentriker, dem nur sein eigenes Wohlergehen wichtig sei und der sich nicht einmal ausreichend

Zeit nehme, wenn sie selbst oder eines der Kinder krank sei. Aus seiner Sicht tut er dagegen alles, um seiner Familie möglichst lange erhalten zu bleiben.

»Jetzt bin ich auch noch depressiv« – psychiatrische Folgestörungen bei chronischen Krankheitsängsten

Die ständige Angst, unter einer gefährlichen Krankheit zu leiden, wirkt sich im Laufe der Zeit auf die Stimmung aus. Rund die Hälfte der hypochondrischen Patienten leidet auch unter einer Depression. Es klingt logisch: Wer seine Hobbys, seine Freundschaften, Sport und Bewegung vernachlässigt, sich zu sehr schont und allen Herausforderungen aus dem Weg geht, der kann in eine Depression abdriften. Im Rahmen einer depressiven Episode können Krankheitsängste in noch stärkerem Ausmaß auftreten als vorher. Es kommt zu einem Teufelskreis: Eine Hypochondrie begünstigt langfristig eine Depression, eine Depression verstärkt wiederum die Krankheitsängste.

Eine zunehmende soziale, berufliche, schulische und private Funktionseinschränkung verstärkt auch die Neigung zu Angststörungen, zumindest in dem Sinn, dass vermehrt Erwartungsängste bezüglich bevorstehender Anforderungen auftreten. Akute hypochondrische Ängste können sogar in Panikattacken ausufern. Die Betroffenen glauben, sie hätten eigentlich eine Panikstörung, und suchen deswegen Ärzte, Psychologen und Psychotherapeuten auf, die anfangs – in Unkenntnis des wahren Ausmaßes der Krankheitsängste – tatsächlich eine reine Panikstörung diagnostizieren. Die Erfahrung zeigt: »Reine« Panikpatienten nehmen oft gern die im akuten Fall verordneten Tranquilizer und die für einen längeren Zeitraum verschriebenen Angst lösenden Antidepressiva. Krankheitsängstliche Panikpatienten fürchten sich dagegen häufig vor den möglichen Nebenwirkungen und verzichten auf ein Medikament. Sie hätten lieber eine neuerliche Untersuchung, ob nicht doch eine organische Ursache ihrer Beschwerden festzustellen ist.

Frau Zauner, 57, Reinigungskraft, leidet seit Jahren unter einem Reizmagen, also an Magenproblemen wie ständiger Übelkeit oder Völlegefühlen ohne ärztlichen Befund. Stressbedingt hatte sie vor acht Jahren einmal eine Gastritis, seither fürchtet sie sich vor Magengeschwüren, manchmal auch vor Magenkrebs. Seit dem plötzlichen Herztod des

Ehemannes vor einem Jahr besteht eine verständliche depressive Verstimmung. Außerdem leidet sie an Verstopfung. Ihre Verdauungsbeschwerden festigen zunehmend ihre Überzeugung, bereits an Magenkrebs erkrankt zu sein. Angesichts der vermeintlichen Lebensbedrohung entwickelt sich eine ausgeprägte Depression, die erst recht ihre Krankheitsängste verfestigt.

Frau Staudinger, 41, Reisebüroangestellte, befürchtet seit Jahren wegen gehäufter Kopfschmerzen trotz negativer Befunde einen Hirntumor, insbesondere ein Glioblastom – ein schnell wachsender und meist innerhalb kurzer Zeit tödlich verlaufender Hirntumor. In diesem Zusammenhang schwand die Lebensfreude der früher sehr fröhlichen Mutter zweier Kinder immer mehr. Sie verhielt sich so, als hätte sie nicht mehr lange Zeit zu leben. Je depressiver sie wurde, desto stärker wurden ihre Kopfschmerzen und desto größer ihre Krankheitsängste – ein fataler Teufelskreis.

»Ich kann so nicht mehr arbeiten und fortgehen« – die Beeinträchtigung der beruflichen, sozialen und privaten Funktionsfähigkeit

Bei Krankheitsängsten gilt dasselbe wie bei anderen psychischen und körperlichen Störungen: Nicht der Umstand, dass sie kurzfristig auftreten, ist entscheidend, sondern ihr Ausmaß, ihre Dauer und ihre Folgen. Wenn befürchtete Krankheiten zum alles beherrschenden Thema werden, beschäftigen sich die Betroffenen immer mehr mit ihren Organen und nicht mit ihrer beruflichen und sozialen Umwelt, also mehr mit der Innen- als mit der Außenwelt.

Ausgeprägte Krankheitsängste beeinträchtigen die Leistungsfähigkeit, engen die privaten Interessen ein, begünstigen einen sozialen Rückzug, fördern körperliche Inaktivität, gehen mit einem starken Leidensdruck einher, bewirken eine Fixierung in der Krankenrolle, nötigen zu einer exzessiven Inanspruchnahme des Gesundheitswesens und führen häufig auch zu anderen psychischen Störungen, vor allem Depressionen und Panikattacken. Rund 10 % der hypochondrischen Patienten werden auf Dauer arbeitsunfähig.

Eine Agoraphobie, eine Bewegungseinschränkung aus Angst vor dem Verlust der Körperkontrolle, ist vordergründig meist die Folge unbewältigter Panikattacken oder panikähnlicher Symptome. Häufig stehen aber auch seit langem vorhandene Krankheitsängste dahinter, die durch bestimmte Situationen provoziert werden, wenn die Betroffenen sich weit weg von zu Hause begeben haben oder wenn die Nähe vertrauter Personen, Krankenhäuser, Ärzte und sonstiger Sicherheit gebender Gesundheitseinrichtungen mit westlichem Standard fehlt. Die Einschränkung der Reisemöglichkeiten im Sinne der Unfähigkeit, ins fremdsprachige Ausland zu fahren, hängt häufig mit der Angst zusammen, im Fall einer Erkrankung inkompetenten Ärzten, noch dazu ohne Deutschkenntnisse, ausgeliefert zu sein.

Herr Brenner, 39, Manager in der Baubranche, kann seit einer Panikattacke vor drei Jahren während eines Auslandsaufenthalts seine engere Heimat nicht mehr verlassen, weil er im Fall einer neuerlichen Panikattacke wiederum Todesangst bekommen und die beruhigende Nähe zu vertrauten Ärzten und nahen Angehörigen vermissen würde. Seiner Firma hat er dagegen mitgeteilt, dass er wegen seiner zwei kleinen Vorschulkinder häufiger als bisher zu Hause sein möchte. Bereits vor seiner Panikstörung litt er immer wieder unter verschiedenen Krankheitsängsten, die durch mehrere Panikattacken mit Herzrasen, Atemnot, Schwindel und Schweißausbrüchen erst recht verstärkt wurden. Seither sind auch Urlaubsreisen mit dem Flugzeug unmöglich. Familienausflüge unternimmt er grundsätzlich nur mit dem Auto, denn bei einer Reise mit öffentlichen Verkehrsmitteln könnte er nicht rasch genug heimkehren. Wenn er Angst vor einem Herzinfarkt oder einem Schlaganfall hat, bleibt er mit seinem Auto für einige Stunden in der Nähe des städtischen Krankenhauses stehen, um bei Bedarf sofort zur Aufnahme gehen zu können. Alle nur möglichen Untersuchungen, die ihm seine körperliche Gesundheit bestätigt haben, reichten nicht aus, um seine Angst vor einer plötzlichen schweren Erkrankung mit Todesbedrohung zu beseitigen. In seiner männlichen Verwandtschaft gebe es mehrere Fälle von Bluthochdruck, der später zu einem Herzinfarkt oder einem Schlaganfall geführt hätte, sodass auch ihm angesichts seines in den letzten Jahren leicht gestiegenen Blutdrucks ein ähnliches Schicksal blühen könnte.

Herr Schwarz, 53, Maschinenschlosser, hatte vor vier Jahren eine transiente ischämische Attacke, d. h. mehrstündige Durchblutungsstörungen im Gehirn mit Funktionsausfällen, was eine anhaltende Angst vor einem folgenschweren Schlaganfall bewirkte. Zunehmende Schwindel- und Schwächegefühle, körperliche Missempfindungen und Kopfschmerzen deutete er immer wieder als Anzeichen einer derartigen Lebensbedrohung. Aufgrund seiner ständigen inneren Anspannung mit Erschöpfungsgefühlen sah er sich den beruflichen Anforderungen nicht mehr gewachsen. Wegen längerer krankheitsbedingter Abwesenheit wurde er arbeitslos; sein Rentenantrag wurde abgelehnt. Seit zwei Jahren ist er beim Arbeitsamt gemeldet und muss, wie er meint, sinnlose Kurse absolvieren. Er fühlt sich seither als Versager, zieht sich von seinen zahlreichen sozialen Kontakten zurück und hat auch kein Interesse mehr an seinen früheren Hobbys.

»Meine Angehörigen müssen oft den Arzt ersetzen« – vermehrte Zuwendung oder Ärger von Seiten der sozialen Umwelt

In der Anfangsphase einer hypochondrischen Störung erhalten die Betroffenen von Verwandten und Bekannten oft den gutgemeinten Zuspruch, dass ihre Befürchtungen und Beschwerden unbedenklich seien. Auf diese Weise werden massive geistige und körperliche Anspannungszustände für kurze Zeit vermindert, auf Dauer aber verstärkt. Krankheitsängstliche Personen verwenden ihre soziale Umwelt häufig als Ersatz oder Ergänzung von Arztbesuchen. Wer sich nach einem Arztbesuch vor wenigen Tagen nicht schon wieder an seinen Vertrauensarzt zu wenden wagt, fragt häufig seinen Partner, seine Eltern oder seine besten Freunde, ob seine Symptome wirklich unbedenklich sind (»Glaubst du, dass das wirklich nicht gefährlich ist, oder sollte ich doch zum Arzt gehen?«). In diesem Sinne haben Beruhigungsversuche im engeren familiären Kreis häufig die Funktion, die Arztbesuche einzuschränken.

Männer, die Angst vor einem Schlaganfall aufgrund von zu hohem Blutdruck haben und sich trotz ständigen Blutdruckmessens nicht beruhigen können, fragen nach dem zufälligen Messen eines leicht erhöhten Blutdrucks angsterfüllt ihre Partnerin, ob sie nicht ein Blutdruckmittel einnehmen sollten. Frauen mit Angst vor Brustkrebs bitten ihren Mann, einmal ihre Brust nach einem verdächtigen Knoten abzutasten, weil sie nicht schon wieder zum Arzt gehen möchten, der bei ihnen bereits die Diagnose »Karzinophobie« (Krebsangst) gestellt hat. Derartige Fragen an den Lebenspartner haben auch die Funktion, Schuldgefühle zu verlagern, nach dem Motto: »Wenn mir doch etwas passiert, ist der Partner daran schuld, weil er oder sie gesagt hat, ich müsste nicht zum Arzt gehen.«

Anhaltende hypochondrische Befürchtungen sind ein häufiges Streitthema in Familie und Partnerschaft und zerrütten die Beziehungen, weil die Betroffenen ständig mit ihren Ängsten und Zuständen beschäftigt sind. Je weniger oder je ärgerlicher die Angehörigen auf die ständigen Krankheitsängste reagieren, desto mehr erscheint eine Beruhigung durch intensivere Kontakte mit ärztlichem Fachpersonal erforderlich.

Frau Klug, 37, Modeberaterin in einer Boutique, hat ein ausgeprägtes Figur- und Gesundheitsbewusstsein, das jedoch im Laufe der Jahre zunehmend in Ängste vor falscher Ernährung und deren Folgen ausartete. Sogar in Bio-Läden fragt sie die Angestellten nach der Herkunft der Produkte – aus Angst vor chemischen Schadstoffen, die sie in den Körper aufnehmen könnte. Zu Hause hat sie oft Streit mit ihrem Partner, weil sie bestimmte Lebensmittel schon nach zwei Tagen – aus Angst, sie könnten verdorben sein – wegwerfen möchte. Sie lässt unnötig oft ein Blutbild erstellen und beklagt sich dann bei ihrem Partner, dass ihre Werte nicht gut genug seien, weil einige davon gerade noch im Normbereich lägen. Kündigt sich hier vielleicht eine beginnende Erkrankung an oder zumindest ein Mangel an bestimmten Vitalstoffen, die sie sich neben der bisherigen Ernährung durch Nahrungsergänzungsmittel zuführen sollte? Mit ihren Freundinnen diskutiert sie am liebsten über die richtige Ernährung, in einem Ausmaß, dass man sie schon zu meiden beginnt. Selbst mit Kundinnen, die etwas mehr Zeit haben, führt sie gern Gespräche über die zur Krankheitsvorbeugung notwendige richtige Ernährung.

»Alle halten mich für einen Hypochonder« – die Erfahrung sozialer Ablehnung

Die Not hypochondrischer Patienten wird auch heute noch von vielen Ärzten und der öffentlichen Meinung weit unterschätzt. Krankheitsängstliche Menschen erleben immer wieder die deprimierende Abwertung als »eingebildete Kranke«. Sie fühlen sich unverstanden, abgewertet und abgelehnt. Gegen Ende des 19. Jahrhunderts waren selbst Psychiater der Meinung, dass es sich bei der Hypochondrie um eine milde Form der

Geisteskrankheit handle. Heute glauben manche Fachleute, dass man bei den Betroffenen eine hypochondrische Persönlichkeitsstörung diagnostizieren sollte, was erst recht wieder das Bild bestätigen würde, dass sie kaum therapierbar sind. Dies käme der Volksmeinung sehr entgegen: »Einmal Hypochonder, immer Hypochonder.«

Hypochondrische Patienten sind sich ihres übertriebenen und irrationalen Verhaltens phasenweise sehr wohl bewusst (sonst hätten sie ja eine hypochondrische Wahnstörung), können es aber nicht selbst abstellen, ähnlich wie Menschen mit einer Zwangsstörung. Klinische Erfahrungen und Studien zeigen, dass zumindest einige krankheitsängstliche Patienten ihren Ärzten durchaus glauben können, dass sie körperlich gesund sind, aber kein plausibles Erklärungsmodell für die subjektiv als sehr belastend erlebten Symptome erhalten, sondern nur die Information bekommen: »Ihnen fehlt nichts. Steigern Sie sich doch nicht immer in irgendetwas hinein!«

Wenn ein Arzt einem Patienten mit einer hypochondrischen Störung so begegnet, als wäre dieser ein Mensch mit einem hypochondrischen Wahn, also von vornherein nicht mit dessen Einsicht rechnet, hält er jedes längere Gespräch für verlorene Liebesmüh und vermittelt dem Betroffenen damit das Gefühl der sozialen Ablehnung. Wenn er denkt: »Jetzt kommt schon wieder dieser lästige Hypochonder, der mit nichts zufrieden ist«, wird er sich auch so verhalten.

Hypochonder gelten nicht nur bei Ärzten, sondern auch in ihrer sozialen Umwelt als wahre »Nervensägen« und lösen bei anderen Menschen Ärger über dieses Verhalten aus. Nach einer Phase oft langen, geduldigen, am Ende aber erfolglosen Bemühens, dem Betroffenen die Befürchtungen auszureden, werden Verwandte und Bekannte zunehmend unwillig und meiden Kontakte und Gespräche mit ihm. Hypochondrische Personen werden von ihren Mitmenschen immer mehr als Egoisten und Egozentriker erlebt, bei denen sich alles nur noch um sie selbst dreht. Sie reden oft über nichts anderes mehr als über ihre harmlosen oder eingebildeten Beschwerden, in der Hoffnung, von den anderen dadurch Beruhigung zu erfahren.

Herr Schmelzer, 45, Hauptschullehrer mit einer hypochondrischen Störung seit vielen Jahren, hört von seinem Hausarzt immer wieder Bemerkungen wie: »Wenn ich lauter solche Patienten wie Sie hätte, brauche ich bald einen Psychiater« oder: »Mit Patienten wie Ihnen mache ich mich bei den Krankenkassen nicht beliebt, weil sie nur unnötige Kosten verursachen.« Seine Frau explodiert inzwischen bei seinen häufigen Rückversicherungsfragen jedes Mal und sagt es dann noch viel direkter: »Ich halte dieses Gejammer einfach nicht mehr aus!« Seine Freunde meiden ihn zunehmend, mit der Begründung, dass man mit ihm als eingebildetem Kranken über nichts anderes als über Krankheiten reden könne.

Teil 3
Krankheitsängste –
wie Sie lernen, erfolgreich
damit umzugehen

Gesundheit ist dasjenige Maß an Krankheit, das es mir noch erlaubt, meinen wesentlichen Beschäftigungen nachzugehen.

Friedrich Nietzsche

Der dritte Teil dieses Buches gibt zuerst einen Einblick in die fachliche Behandlung von Krankheitsängsten, enthält anschließend ein Selbsthilfe-Programm in sieben Schritten für krankheitsängstliche Menschen und gibt abschließend Ratschläge für Angehörige und ärztliches Fachpersonal.

Fachkundige Behandlung – erfolgreiche verhaltenstherapeutische Konzepte

Es geht nicht darum, dem Leben mehr Tage zu geben, sondern den Tagen mehr Leben.

Hospiz-Pionierin Cicely Saunders

Die Behandlungsaussichten bei Hypochondrie wurden früher sehr pessimistisch beurteilt. Mittlerweile gibt es umfangreiche verhaltenstherapeutische Behandlungskonzepte. Bei rund zwei Dritteln der Betroffenen gelingt im Rahmen einer Gruppen- und/oder Einzeltherapie zumindest eine deutliche Verminderung der Krankheitsängste. Eine konkrete Therapieplanung mit kurz-, mittel- und langfristigen Zielen ist besonders wichtig. Was wäre bereits ein Anfangserfolg, was ein weiterer Fortschritt und was ein erfolgreicher Therapieabschluss? Eine gute Zusammenarbeit zwischen Psychotherapeuten und Hausärzten oder anderen Fachärzten verspricht nachhaltigen Therapieerfolg. Die Betroffenen sollten von ihren Ärzten nicht in die »Psycho-Ecke« abgeschoben werden.

Fachleute betonen fünf zentrale Aspekte einer erfolgreichen Therapie bei Krankheitsängsten:

• *Psychoedukation:* Vermittlung eines Modells zur Erklärung von Krankheitsängsten, Information über das vegetative Nervensystem (Körper-Seele-Zusammenhänge bei Stress jeder Art), Selbstbeobachtung und Analyse der Symptome anhand eines Krankheitsangst-Protokolls, Verhaltensexperimente (Provokation von Symptomen).

- *Analyse und Änderung der Denkmuster und der Bewertungsprozesse:* Entwicklung realistischer Vorstellungen von Gesundheit und Krankheit, Veränderung der falschen Ursachenzuschreibung von körperlichen Beschwerden und Förderung adäquater Denkmuster, hilfreicher Umgang mit der Angst vor dem Tod.

- *Änderung der Aufmerksamkeitsprozesse und der ständigen Überaufmerksamkeit auf potenzielle Krankheitszeichen:* Sensibilisierung für die Art der Aufmerksamkeitslenkung auf bestimmte Körperregionen und körperliche Missempfindungen, Körperwahrnehmung (z. B. »Körperreise«-Übung), Ablenkungstechniken (z. B. Genussübungen), Achtsamkeitstraining (Körperwahrnehmung ohne Bewertung).

- *Änderung des Krankheitsverhaltens:* Konfrontationstherapie in Bezug auf gefürchtete Situationen, Abbau von abnormem Krankheitsverhalten (Körperkontrolle, Rückversicherungsfragen, Schon- und Vermeidungsverhalten) und Erlernen von Verhaltensweisen, die einen Beitrag zur Erhaltung der Gesundheit und des persönlichen Wohlbefindens darstellen (Förderung von körperlicher Aktivität einerseits und Entspannungsfähigkeit andererseits).

- *Verbesserung der Lebensqualität:* Änderung der Lebensbedingungen (der beruflichen, familiären und privaten Stressfaktoren), der Grundeinstellung (Reduktion überhöhter Leistungsanforderungen) und der emotionalen Befindlichkeit (besserer Umgang mit negativen Emotionen), bei Bedarf auch bessere Verarbeitung negativer Lebenserfahrungen (Bewältigung traumatisierender Erlebnisse).

Das Behandlungskonzept geht davon aus, dass bestimmte Lebenserfahrungen und Risikofaktoren in Verbindung mit speziellen Denkmustern zu einer körperlichen Überaufmerksamkeit geführt haben. Konkrete Krankheitsängste werden durch die Kombination von unterschiedlichem psychosozialem Stress (Problemen in Partnerschaft, Familie oder Beruf) und körperlicher Belastung (muskuläre Verspannung oder Einfluss von Substanzen) ausgelöst. Die entstandenen Symptome werden vor dem Hintergrund lebensgeschichtlich bedingter krankheitsbezogener Denkmuster als gefährlich fehlinterpretiert. Die daraus resultierenden Krankheitsängste verstärken die körperlichen Missempfindungen und muskulären Verspannungen, sodass die Betroffenen bestimmte, zunächst wirksame, auf Dauer aber krank machende Strategien zur Angstreduktion einsetzen (ständige Körperbeobachtung, Vermeidungsverhalten, Rückversicherungsfragen an Ärzte, medizinische Untersuchungen).

Das Ziel der Therapie ist nicht, keinerlei somatoforme Symptome und keinerlei Krankheitsängste mehr zu haben, sondern vielmehr zu lernen, harmlose körperliche Symptome besser zu ertragen, ohne diese ständig als gefährlich zu bewerten. Das therapeutische Vorgehen erfolgt aufgrund einer genauen Problemanalyse möglichst individuell und an die Situation des Patienten angepasst. Je nach Problemlage können unterschiedliche Aspekte im Mittelpunkt der Behandlung stehen.

Die effektivsten Behandlungskonzepte haben Verhaltenstherapeuten entwickelt. Eine Arbeitsgruppe um den amerikanischen Psychiater Arthur Barsky erstellte ein spezielles Schulungsprogramm. Eine englische Arbeitsgruppe (Clark, Warwick, Salkovskis) befasste sich mit der Änderung der Denkmuster, um die katastrophisierende Bewertung körperlicher Symptome zu überwinden. Das aus dem englischen Behandlungsmodell abgeleitete Therapiekonzept der deutschen Psychologen Rief und Hiller, veröffentlicht in ihrem Buch *Somatisierungsstörung und Hypochondrie,* überträgt die grundlegenden Behandlungsstrategien bei somatoformen Störungen auf den Bereich der Hypochondrie, wobei nicht nach einem bestimmten Schema vorgegangen wird, sondern die jeweils erforderlichen Strategien nach dem Bausteinprinzip gezielt ausgewählt werden.

Eine kanadische Arbeitsgruppe um die Psychologin Patricia Furer veröffentlichte mit dem Buch *Treating Health Anxiety and Fear of Death* ein ausgezeichnetes Behandlungskonzept, das erstmals auch auf die Todesangst eingeht. Das erste umfassende deutsche Behandlungsmanual wurde im Jahr 2007 von Bleichhardt und Weck mit ihrem Buch *Kognitive Verhaltenstherapie bei Hypochondrie und Krankheitsangst* vorgestellt. Es besteht aus einer ausgewogenen Mischung einer kognitiven Therapie von Krankheitsängsten nach dem englischen Vorbild sowie deren deutscher Adaptierung und einer stärker verhaltensbezogenen Konfrontation mit Körpersymptomen und der Todesthematik nach dem kanadischen Vorbild. Das ambulante Behandlungsprogramm umfasst neun Gruppen- und sechs Einzelsitzungen.

Selbsthilfe – ein Programm in sieben Schritten

> *Wär' ich doch abgelenkt. Dann wären meine Ge-*
> *danken von meinem Kummer gelöst, und Schmerz,*
> *aufgrund falscher Vorstellung, verlör das Wissen*
> *seiner selbst.*
>
> *Shakespeare*

Ausgeprägte Krankheitsängste im Sinne des Krankheitsbildes einer hypochondrischen Störung erfordern in vielen Fällen eine psychotherapeutische Behandlung. Bestimmte Selbsthilfestrategien ermöglichen jedoch eine deutliche Linderung des Leidensdrucks und sind eine gute Vorbereitung auf eine Psychotherapie. In zahlreichen Fällen von Krankheitsangst kann das folgende Selbsthilfe-Programm in Form von sieben Schritten einen späteren Therapiebedarf durchaus verhindern.

Schritt 1: Selbstanalyse – erforschen Sie Ihre Krankheitsängste

Welche Krankheitsängste haben Sie?

Oft besteht die erste Veränderung bereits darin, sich selbst aufgrund einer vertieften Selbsterkenntnis besser als bisher verstehen und annehmen zu können. Führen Sie ein *Krankheitsangst-Tagebuch* und beantworten Sie nachfolgende Fragen:

Welche körperlichen Krankheiten
- haben Sie schon gehabt?
- haben Sie zurzeit?
- befürchten Sie in der Zukunft?
- kennen Sie aus dem früheren oder heutigen Umfeld Ihrer Familie?

Welche psychischen Krankheiten
- haben Sie schon gehabt?
- haben Sie zurzeit?
- befürchten Sie in der Zukunft?
- kennen Sie aus dem früheren oder heutigen Umfeld Ihrer Familie?

Welche Krankheitsängste
- hatten Sie früher?
- haben Sie zurzeit?
- könnten Sie noch bekommen?
- könnten Sie nie bekommen?

Welche Krankheitsängste
- sind von allein wieder verschwunden?
- haben Sie selbst durch bestimmte Strategien überwunden?
- haben Sie mit der Hilfe anderer Menschen überwunden?
- könnten Sie derzeit nicht selbst bewältigen?

Ihre Krankheitsängste sind
- wann erstmals aufgetreten und wie entstanden?
- wodurch schlimmer geworden?
- wann und wodurch möglicherweise noch zu steigern?
- wann und wodurch vermindert worden oder vorübergehend verschwunden?

Inwieweit sehen Sie die Ursachen Ihrer Krankheitsängste
- in der Vergangenheit oder in der Kindheit?
- in der heutigen Lebenssituation (Familie, Partnerschaft, Beruf)?
- in Ihrer Persönlichkeit?
- in Ihrer körperlichen Befindlichkeit?

Auf welche Weise werden Ihre Krankheitsängste verstärkt:
- durch Ihr Verhalten?
- durch Ihre Denkmuster?
- durch Ihre erhöhte Aufmerksamkeit auf den Körper?
- durch die Reaktion Ihrer sozialen Umwelt?

Welche Auswirkungen haben Ihre Krankheitsängste bisher gehabt:
- auf Ihre berufliche (schulische) Situation?
- auf Ihre sozialen Beziehungen?
- auf Ihre persönliche Lebensqualität?
- auf Ihre körperliche und psychische Befindlichkeit?

Welche Reaktionen auf Ihre Krankheitsängste gibt es
- von Seiten Ihrer Angehörigen?

- von Seiten Ihrer Bekannten?
- von Seiten der aufgesuchten Ärzte?
- von Seiten anderer Fachleute?

Mit Hilfe des folgenden Fragebogens können Sie herausfinden, welche der zehn Arten von Krankheitsängsten bei Ihnen vorliegen und in welchem Ausmaß Sie von ihnen betroffen sind. Auf diese Weise bekommen Sie und später auch Fachleute einen ersten allgemeinen Überblick über Ihre körperbezogenen Ängste. Markieren Sie im Folgenden »ja«, wenn Sie unter der jeweiligen Angst erheblich leiden, kreuzen Sie »nein« an, wenn Sie darunter überhaupt nicht, nur für kurze Zeit oder nicht sehr ausgeprägt leiden. In Klammern werden typische Beispiele für die jeweilige Krankheitsangst bzw. ihre Symptome angeführt.

Haben Sie folgende Krankheitsängste?	*ja*	*nein*
1. Angst vor lebensbedrohlicher Krankheit (z. B. Herzinfarkt, Krebs und Aids als Bedrohung des Lebens)	☒	☐
2. Angst vor körperlicher Behinderung (z. B. Schlaganfall oder Multiple Sklerose als bleibende Beeinträchtigung)	☒	☐
3. Angst vor Leiden und Schmerzen (schmerzbetonte Krankheiten als Ausdruck von Hilflosigkeit und Ohnmacht)	☐	☒
4. Angst vor unerklärlichen Alltagssymptomen (z. B. Schwindel und Übelkeit als Anlass zu einem Ärzte-Marathon)	☐	☒
5. Angst vor gefährlicher Ansteckung (z. B. Wasch- und Reinigungszwänge als Mittel der Angstbewältigung)	☐	☒
6. Angst vor umweltbedingten Schädigungen (z. B. Umweltgifte und falsche Ernährung als Gefährdung der Gesundheit)	☒	☐
7. Angst vor psychischem Zusammenbruch (z. B. Schizophrenie oder Depression, die gesellschaftlich stigmatisiert werden)	☐	☒
8. Angst um den Verstand (z. B. Alzheimer-Krankheit als Verlust der Selbstverfügbarkeit)	☒	☐
9. Angst vor Rückfall oder Krankheitsverschlimmerung (sekundäre Hypochondrie als nicht verarbeitete Krankheitserfahrung)	☐	☒
10. Angst vor dem Älterwerden und dem körperlichen Verfall (das Alter als gefürchtetes Krankheitsrisiko)	☐	☒

Anhand der folgenden 40 Fragen können Sie Ihre Krankheitsängste weiter präzisieren und damit einen wichtigen Beitrag zur eigenständigen Bewältigung Ihrer Krankheitsängste oder zur Vorbereitung einer Psychotherapie leisten.

Markieren Sie, wie sehr folgende Fragen auf Sie zutreffen	nie / fast nie	manch- mal	oft / sehr oft
1. Machen Sie sich große Sorgen um Ihren Gesundheitszustand?	☐	☐	☒
2. Denken Sie daran, dass Sie plötzlich ernsthaft erkranken könnten?	☐	☐	☒
3. Haben Sie Angst, zu früh sterben zu müssen?	☐	☐	☒
4. Haben Sie große Angst vor dem Tod bzw. vor der Art Ihres Todes?	☐	☒	☐
5. Fürchten Sie Sachverhalte, die mit dem Tod zu tun haben (Todesanzeigen, Beerdigungen, Unfälle)?	☒	☐	☐
6. Glauben Sie, dass Sie leichter krank werden als andere Menschen?	☒	☐	☐
7. Sind Sie beunruhigt, wenn Sie in Ihrem Körper etwas spüren und nicht wissen, was los ist?	☐	☒	☐
8. Befürchten Sie, dass hinter mehrtägigen Schmerzen eine ernsthafte Erkrankung stecken könnte?	☒	☒	☐
9. Sind Sie überzeugt, eine ernsthafte Erkrankung zu haben, wenn Sie bestimmte Symptome wahrnehmen?	☐	☒	☐
10. Haben Sie das Gefühl, dass andere Menschen Ihre Beschwerden nicht ernst nehmen?	☐	☒	☐
11. Ärgert es Sie, wenn andere sagen, dass Sie gesund aussehen, während Sie sich selbst krank fühlen?	☒	☐	☐
12. Glauben Sie, dass die Ärzte Ihre Beschwerden nicht ernst genug nehmen?	☒	☐	☐
13. Glauben Sie, dass Ihre Ärzte eine ernsthafte Krankheit übersehen könnten, wenn Sie Beschwerden haben?	☒	☐	☐
14. Fürchten Sie sich nach einer Untersuchung ohne erheblichen Befund, später trotzdem ernsthaft zu erkranken?	☐	☐	☒

15. Sind Sie skeptisch, wenn der Arzt Ihnen sagt, dass Sie im Wesentlichen gesund sind?	☐	☒	☐
16. Sind Sie auch dann davon überzeugt, unter einer ernsthaften Erkrankung zu leiden, wenn die Ärzte nichts finden?	☐	☒	☐
17. Haben Ihnen Ärzte gesagt, dass Sie gesund sind, ohne Ihnen Erklärungen für Ihre Beschwerden anzubieten?	☒	☐	☐
18. Fällt es Ihnen schwer, an etwas anderes zu denken, wenn Sie Krankheitsängste und unangenehme Körperempfindungen haben?	☐	☐	☒
19. Lassen Sie sich aus Sorge um Ihre Gesundheit angesichts bestimmter Beschwerden mehrfach untersuchen?	☐	☐	☒
20. Beobachten Sie genau die verschiedenen Vorgänge in Ihrem Körper, auch wenn Sie keine Beschwerden haben?	☐	☐	☒
21. Untersuchen Sie Ihren Körper oder bestimmte Körperprodukte auf Zeichen einer ernsthaften Erkrankung hin?	☐	☒	☐
22. Fragen Sie Verwandte oder Bekannte zur Bestätigung, ob mit Ihrem Körper alles in Ordnung ist?	☐	☒	☐
23. Bekommen Sie Angst vor einer bestimmten Krankheit, wenn ein Bekannter oder Verwandter darunter leidet?	☐	☒	☐
24. Haben Sie Angst, eine bestimmte Krankheit zu bekommen, wenn Sie in den Medien davon hören oder lesen?	☐	☐	☒
25. Steigt Ihre Angst vor einer bestimmten Krankheit, wenn andere Menschen darüber reden?	☐	☒	☐
26. Vermeiden Sie aus Angst vor Krankheit bestimmte Orte und Situationen, die andere bedenkenlos aufsuchen?	☒	☐	☐
27. Vermeiden Sie aus Angst vor Krankheit und körperlicher Gefährdung bestimmte Situationen und Tätigkeiten, mit denen andere Menschen keine Probleme haben?	☐	☒	☐
28. Vermeiden Sie aus Angst vor Krankheit bestimmte Nahrungsmittel, die andere Menschen bedenkenlos essen?	☐	☒	☐

Frage			
29. Waschen Sie sich aus Angst vor Ansteckung die Hände oder reinigen Sie deswegen Ihren Körper oder andere Dinge?	☒	☐	☐
30. Lesen Sie in Zeitungen, Zeitschriften, Büchern oder im Internet über bestimmte Krankheiten, die Sie fürchten?	☐	☐	☒
31. Fühlen Sie sich durch Ihre Krankheitsängste in Ihrer Lebensqualität erheblich beeinträchtigt?	☐	☐	☒
32. Fühlen Sie sich durch Ihre Krankheitsängste in Ihrer beruflichen, schulischen, sozialen oder sonstigen Funktionsfähigkeit beeinträchtigt?	☐	☐	☒
33. Führen Ihre Krankheitsängste zu erheblichen Problemen mit Ihrer sozialen Umwelt?	☐	☒	☐
34. Leiden Sie unter dem Unverständnis der sozialen Umwelt hinsichtlich Ihrer Krankheitsängste?	☐	☐	☒
35. Vernachlässigen Sie wegen Ihrer Krankheitsängste verschiedene Dinge, die Sie früher gern getan haben?	☐	☐	☒
36. Haben Sie Schmerzen oder andere körperliche Zustände, die bei Ihnen Krankheitsängste auslösen oder verstärken? Welche?	☐	☒	☐
37. Glauben Sie, dass Sie gegenwärtig eine ernsthafte Erkrankung haben? Welche?	☐	☐	☒
38. Fürchten Sie sich vor bestimmten Krankheiten, die Sie jetzt nicht haben und auch früher nie gehabt haben? Vor welchen?	☐	☐	☒
39. Fürchten Sie sich vor einer bestimmten Krankheit, die Sie früher schon einmal gehabt haben? Vor welcher?	☒	☐	☐
40. Haben Sie belastende Gedanken in Bezug auf Ihren Gesundheitszustand, die Sie nicht loswerden? Welche?	☐	☐	☒

Der weltweit am meisten verwendete Fragebogen zu Krankheitsängsten wurde von einem australischen Psychiater entwickelt, von deutschen Psychologen übersetzt, normiert und für Interessierte allgemein zugänglich gemacht, unter:

www.psychotherapie-mainz.de/krankheitsangst_test.html.

Wenn Sie mindestens 8 der 14 dort aufgeführten Fragen mit Ja beantworten, sind Ihre Krankheitsängste möglicherweise krankheitswertig, und Sie sollten zur weiteren Überprüfung und eventuellen Behandlung einen Arzt oder eine Psychotherapeutin aufsuchen.

Welche Ursachen und Folgen haben Ihre Krankheitsängste?

Wie gut kennen Sie die tieferen Ursachen Ihrer Krankheitsängste? Der folgende Fragebogen umfasst jene 20 Ursachen, die wir in Teil 2 dieses Buches als häufige Auslöser oder Verstärker von Krankheitsängsten beschrieben haben. Er dient einem besseren Selbstverständnis.

Kreuzen Sie bei den folgenden Ursachen von Krankheits- *ängsten »ja« oder »nein« an und markieren Sie zusätzlich die* *drei für Sie bedeutsamsten Ursachen.*	*ja*	*nein*
1. Mangelnde Sicherheit und Geborgenheit im Leben von klein auf haben bei mir zu einem ständigen körperlichen Unbehagen geführt.	☐	☒
2. Schreckliche (traumatisierende) Erlebnisse, wie etwa körperliche und/oder sexuelle Gewalt, habe ich körperlich und seelisch nicht verarbeitet.	☐	☒
3. Seit meiner schweren Erkrankung oder der eines Familienmitglieds habe ich das Grundvertrauen in die Funktionsfähigkeit meines Körpers verloren.	☐	☐
4. Bei mir oder einem Verwandten/Bekannten wurde schon einmal etwas übersehen, was mein Vertrauen in die Medizin und in die ärztliche Kunst erschüttert hat.	☐	☒
5. Ein Eltern- oder Großelternteil hat sich auch schon immer vor Krankheiten gefürchtet, was mich sehr geprägt hat.	☒	☐
6. Ein Eltern- oder Großelternteil hat mich oft vor Krankheiten gewarnt, wenn ich nicht mehr auf meinen Körper achte (warm anziehen, um sich nicht zu erkälten).	☐	☒
7. Ich bekomme immer großes Mitleid, wenn jemand eine schwere Erkrankung hat, und das setzt mir dann selbst sehr zu.	☐	☒
8. Der ständige Stress in der Arbeit, in der Familie oder in der Partnerschaft macht mich körperlich und seelisch fertig.	☐	☒
9. Es fällt mir schwer, meine Gefühle wahrzunehmen, und ich reagiere bei allen Belastungen gleich mit körperlichen Beschwerden.	☒	☐
10. Ich habe enge Gesundheitsvorstellungen (Gesundheit als völlige Symptomfreiheit) oder ein falsches Bild von meinem Körper (es ist leicht, krank zu werden).	☐	☒

11. Auch unabhängig von einer aktuellen Erkrankung ist mein ganzes Denken auf Krankheiten und deren Abwehr eingeengt. ☒ ☐

12. Ich neige seit Jahren dazu, jedes körperliche Symptom als gefährlich fehlzuinterpretieren. ☒ ☐

13. Ich muss meinen Körper ständig beobachten und kontrollieren, wenn ich etwas spüre. ☒ ☐

14. Ich fürchte mich vor ernsthaften Krankheiten eigentlich nur deshalb, weil ich mich vor dem Tod fürchte. ☐ ☒

15. Ich habe Angst vor der Abhängigkeit von Betreuungspersonen im Fall einer sehr schweren Krankheit. ☒ ☐

16. Ich habe Angst vor der Abhängigkeit vom Gesundheitssystem im Fall einer schweren chronischen Krankheit. ☒ ☐

17. Ich frage mich oft, was aus meiner Familie wird, wenn ich ernsthaft erkranken oder gar sterben sollte. ☐ ☒

18. Ich gehe gern zu Ärzten und zu allen möglichen Untersuchungen, weil sich sonst in meinem Leben zu wenig tut. ☒ ☐

19. Ich fixiere mich oft auf meinen Körper oder auf Krankheitsthemen, weil ich mich dadurch von vielen anderen Problemen meines Lebens ablenken kann. ☒ ☐

20. Krankheit sichert mir Zuwendung von Seiten meiner Umwelt (garantiert Aufmerksamkeit, Mitleid, Schonung). ☐ ☒

Sind Sie sich schon vollständig darüber im Klaren, welche Auswirkungen Ihre Krankheitsängste auf Ihr Leben mittlerweile haben? Der folgende Fragebogen umfasst jene zehn häufigen Folgen von Krankheitsängsten, die wir Ihnen schon beschrieben haben.

Kreuzen Sie »ja« oder »nein« an, je nachdem, ob die Folgen von Krankheitsängsten auf Sie zutreffen oder nicht; markieren Sie zusätzlich die drei bedeutsamsten Folgen.   ja   nein

1. Ich frage mich oft, wie sicher die Untersuchungsergebnisse sind, und möchte diese durch neuerliche Untersuchungen auf ihre Richtigkeit überprüfen lassen. ☒ ☐

2. Ich frage die Ärzte oft, ob sie mich für gesund halten, damit ich meine Unsicherheit besser aushalte und nicht immer wieder neue Abklärungen benötige. ☐ ☒

3. Ich denke oft, dass die Ärzte doch etwas übersehen haben, und ziehe häufig medizinische Literatur und/oder das Internet zur eigenständigen Abklärung heran. ☒ ☐

4. Ich meide medizinische Informationen und alles, was mit Krankheiten zusammenhängt, um meine Krankheitsängste zu vermindern.	☐	☒
5. Ich schone mich, um mich nicht zu überfordern und dadurch krank zu werden (kaum Sport oder stärkere körperliche Betätigung).	☐	☒
6. Ich konzentriere mich einseitig auf meinen Gesundheitszustand und vernachlässige andere Dinge des Lebens, die mir früher wichtig waren.	☒	☐
7. Durch meine ständigen Krankheitsängste bin ich jetzt auch noch depressiv geworden.	☒	☐
8. Meine anhaltenden Krankheitsängste beeinträchtigen meine berufliche (schulische), soziale und sonstige Funktionsfähigkeit.	☒	☐
9. Meine Krankheitsängste haben zu erheblichen Spannungen mit meinen Verwandten und Bekannten geführt.	☐	☒
10. Wegen meiner Krankheitsängste halten mich alle inzwischen für einen unverbesserlichen Hypochonder.	☒	☐

Krankheitsängste stehen oft in Zusammenhang mit zentralen existenziellen Fragen. Welche Themen stehen hinter Ihren Krankheitsängsten? Kreuzen Sie die jeweils zutreffenden Antwortmöglichkeiten an.

Wie sehr beschäftigen Sie folgende Themen und Probleme? Markieren Sie zusätzlich die drei bedeutsamsten Themen.	*nicht / kaum*	*teilweise*	*stark*
1. Gedanken an die Art des Todes (wann immer dieser eintreten wird)	☐	☒	☐
2. Fragen nach dem Sinn des Lebens angesichts des jederzeit möglichen Endes der menschlichen Existenz	☐	☒	☐
3. Angst vor dem Vorgang des Sterbens oder Angst vor bestimmten mit dem Todeskampf verbundenen Empfindungen	☐	☐	☒
4. Vorstellungen vom toten, verwesenden Körper im Grab, der von den Würmern zerfressen wird und sich auflöst	☒	☐	☐
5. Fragen nach dem Tod als endgültigem Aus oder Übergang in eine andere Form der Existenz (Weiterleben nach dem Tod?)	☐	☐	☒

6. Angst vor dem Zustand nach dem irdischen Tod im Fall des Glaubens an ein Weiterleben nach dem Tod	☐	☐	☒
7. Unsicherheit und fehlende Kontrolle bezüglich des weiteren Lebensverlaufs im Fall einer schweren Erkrankung	☐	☐	☒
8. Unzureichende Realisierbarkeit bestimmter Lebensträume im Fall eines vorzeitigen Todes	☐	☐	☒
9. Traurigkeit und Enttäuschung über verschiedene nicht genutzte Lebenschancen im Fall eines vorzeitigen Todes	☐	☐	☒
10. Angst vor schwerem Leiden und unerträglichen Schmerzen bei chronischer Krankheit (z. B. bei einer Krebserkrankung)	☐	☒	☐
11. Angst vor den Folgen einer schweren Erkrankung oder bleibenden Behinderung	☐	☐	☒
12. Angst vor Behinderung oder Verunstaltung durch eine unheilbare Krankheit oder eine notwendige Operation	☐	☒	☐
13. Angst vor verminderter körperlicher und/oder geistiger Leistungsfähigkeit im Fall einer chronischen Erkrankung	☐	☐	☒
14. Angst vor einer schweren geistigen Erkrankung und dem damit verbundenen Verlust der eigenständigen Lebensführung	☐	☐	☒
15. Verlust der Unabhängigkeit und Angewiesensein auf andere Menschen im Fall bleibender schwerer Beeinträchtigungen	☐	☐	☒
16. Abhängigkeit von Ärzten, Pflegepersonal, Maschinen und technischen Hilfsmitteln im Fall einer bleibenden schweren Krankheit	☒	☐	☐
17. Angst vor der zu frühen, endgültigen Trennung von den engsten Angehörigen durch den Tod	☒	☐	☐
18. Beunruhigung durch den Gedanken an fehlende Abschiedsmöglichkeiten von den engsten Angehörigen bei plötzlichem Tod	☐	☒	☐
19. Wunsch, wegen bestimmter Lebensaufgaben (z. B. Kinderbetreuung) nicht schwer zu erkranken	☒	☐	☐
20. Besorgtheit um das Wohl der Angehörigen (Kinder, Eltern, Partner, anderer Personen) im Fall des eigenen Todes	☐	☒	☐

Krankheitsangst-Protokoll zur Problemanalyse

Jeder Mensch reagiert bei Angst und Stress mit bestimmten körperlichen Symptomen. Krankheitsängstliche Personen interpretieren derartige Empfindungen unnötigerweise als Zeichen einer körperlichen Bedrohung und verschlimmern dadurch ihr Gesamtbefinden. Geht es Ihnen auch so? Dann müssen Sie lernen, die Auslöser für Ihre Befürchtungen zu identifizieren und sowohl mit den Symptomen als auch mit deren Ursachen besser zurechtzukommen.

- Was sind die häufigsten Symptome, die Sie gewöhnlich bei anhaltender Belastung oder starken Gefühlsregungen bekommen?
- Welche Situationen, Gedanken und Gefühle lösen bei Ihnen welche körperlichen Zustände als Ausdruck großer Erregung aus?
- Was waren früher und sind heute die häufigsten Belastungssituationen (Streit mit Familienmitgliedern, Ärger über Arbeitskollegen oder Kunden, beruflicher Stress, bestimmte häusliche Überforderungen), auf die Sie mit körperlichen Symptomen reagieren?

Halten Sie anhand eines Krankheitsangst-Protokolls fest, welche Zusammenhänge zwischen äußeren Auslösern (Situationen), Ihren Gedanken (Krankheitsängsten) und Ihren Verhaltensweisen (Kontroll- und Rückversicherungsverhalten) bestehen. Hier ein Beispiel:

Tag, Zeit	Situation	Symptome	Krankheits-befürchtung	Verhaltens-weisen
Samstag, 11 Uhr	Streit mit dem Partner und seinen Eltern, die im gleichen Haus wohnen	Herzrasen	Gleich bekomme ich einen Herzinfarkt!	Wiederholtes Puls- und Blutdruckmessen
Mittwoch, 17 Uhr	Beruflicher Stress (Ärger mit dem Chef und mit Kunden, Unzufriedenheit mit dem Arbeitsklima, Termindruck)	Schwindel	Bekomme ich gleich einen Schlaganfall oder habe ich doch einen Hirntumor?	Zuerst den Partner, dann auch den Hausarzt gefragt, ob ich eine Hirnuntersuchung machen sollte.

Führen Sie in einer Tabelle in der linken Spalte nacheinander die häufigsten Symptome an, die Sie als gefährlich fehlinterpretieren, und geben

Sie in der rechten Spalte die Gründe an, warum Sie eine bedrohliche Ursache der Beschwerden vermuten. Hier ein Beispiel:

Symptom	*Vermutete körperliche Ursache*
Ständige Übelkeit mit gelegentlichen Magenschmerzen	Ich befürchte Magenkrebs trotz ergebnisloser Gastroskopie. Mein Großvater hatte auch zwei Jahre lang Oberbauchschmerzen, die Ärzte haben nichts gefunden, später wurde doch Magenkrebs diagnostiziert.
Kribbeln im linken Arm und linken Fuß	Einseitige, linksbetonte Körpersymptome weisen möglicherweise auf einen drohenden Schlaganfall in der rechten Hirnhälfte hin. Ich werde nie das Bild meines Onkels vergessen, der einen schweren Schlaganfall erlitten hatte und bis zu seinem Tod pflegebedürftig war.

Menschen mit Krankheitsängsten leben nicht gesünder und nicht weniger riskant als andere Personen. Trifft dies auch auf Sie zu? Vergegenwärtigen Sie sich alle möglichen Situationen, in denen Ihr Leben bedroht war, ist oder sein könnte, die jedoch nichts mit gefährlichen Krankheiten zu tun haben; solche Situationen sind etwa Autofahren, Fliegen, riskante Sportarten, Rauchen, ungesunde Ernährung, schädlicher Gebrauch von Alkohol, bestimmte berufliche Tätigkeiten (Arbeit auf einem hohen Gerüst, Umgang mit gefährlichen Stoffen). Finden Sie heraus, warum Sie diese Gefahren nicht als derart bedrohlich einschätzen wie mögliche, befürchtete Erkrankungen. Warum können Sie solche Gefährdungen besser tolerieren als ein minimales Risiko, eine ganz bestimmte Krankheit zu bekommen? Was können Sie daraus in Bezug auf Ihre Krankheitsängste lernen?

Schritt 2: Kognitive Therapie – ändern Sie Ihre Denkmuster

Menschen mit Krankheitsängsten spüren oft tatsächlich vorhandene körperliche Symptome, halten sie aber für gefährlicher, als sie wirklich sind. Es ist das Ziel jeder Angstbewältigungstherapie, beim Patienten die Angst machenden Bewertungsprozesse zu verändern und neue Einstellungen und gesündere Verhaltensweisen zu bewirken.

Neue Sichtweisen durch medizinische Basisinformationen

Krankheitsbefürchtungen werden oft durch mangelndes medizinisches Wissen über verschiedene Körpervorgänge begünstigt. Die nachfolgenden Informationen über das vegetative Nervensystem in Verbindung mit Stress jeder Art sollen Sie in die Lage versetzen, ein tieferes Verständnis für Körper-Seele-Zusammenhänge zu erlangen, um harmlose körperliche Empfindungen besser tolerieren zu können.

In akuten Bedrohungssituationen hat der Mensch grundsätzlich vier Reaktionsmöglichkeiten: Kampf, Flucht, Erstarrung und Ohnmacht. Das menschliche Verhalten wird durch das Nervensystem gesteuert:

*   Das *cerebrospinale* oder *somatische Nervensystem* regelt die Beziehung zur Umwelt, ermöglicht Empfindungen und Bewegung und ist mit dem Willen zu beeinflussen. Die Sinnesorgane nehmen Informationen aus der Umwelt auf und leiten sie zum Gehirn und ins Rückenmark weiter. Die Reaktion darauf erfolgt in Form der Willkürmotorik, gesteuert durch die so genannte quergestreifte Muskulatur.

*   Das *vegetative* oder *autonome Nervensystem* steuert alle inneren Vorgänge und Abläufe des Körpers, regelt zahlreiche lebenswichtige Körperfunktionen und arbeitet dabei ohne Beteiligung des Willens mit der sogenannten glatten Muskulatur. Es steuert Kreislauf, Atmung, Stoffwechsel, Ernährung, Verdauung, alle inneren Organe, Drüsentätigkeit, Temperatur, Ausscheidung, Aktivität, Schlaf, Wachstum, Reifung und Fortpflanzung. Das vegetative Nervensystem besteht aus zwei Teilen, die gegengerichtete Funktionen haben und durch ihr Zusammenspiel das vegetative Gleichgewicht des Körpers aufrechterhalten: Das *sympathische Nervensystem* ist für Aktivität und Leistung zuständig und bereitet den Körper mithilfe der Stresshormone Adrenalin, Noradrenalin und Kortisol auf Stress jeder Art vor. Das *parasympathische Nervensystem* ist für Entspannung, Erholung und Energieaufbau zuständig.

Das *sympathische Nervensystem* hat folgende Aufgaben:
*   Beschleunigung des Pulsschlags und Erweiterung der Herzkranzgefäße,
*   Erhöhung des Blutdrucks durch Beschleunigen der Herztätigkeit und Verengung der Blutgefäße der Haut,
*   Erweiterung der Blutgefäße der arbeitenden Muskulatur,
*   Verengung der Blutgefäße der Haut und der inneren Organe,
*   Aktivierung der Schweißdrüsen,

- Anspannung der Skelettmuskulatur als Vorbereitung auf körperliche Aktivität,
- Erhöhung der Gerinnungsfähigkeit des Blutes, um Wunden zu schließen,
- Beschleunigung des Stoffwechsels (Energieabbau),
- Erweiterung der Bronchien (Atemwege) und Beschleunigung der Atmung,
- Hemmung der Verdauungsfunktionen, Anspannung der glatten Muskulatur von Magen und Darm, verstärkte Drüsentätigkeit,
- vermehrte Ausschüttung von Zucker und Fettsäuren,
- Hemmung der Insulinproduktion durch die Bauchspeicheldrüse,
- Hemmung des Speichelflusses (Produktion von zähflüssigem Speichel),
- Hemmung der Ausscheidungsorgane (keine Darm- und Blasenentleerung).

Das *parasympathische Nervensystem* hat folgende Funktionen:
- Verlangsamung des Pulsschlags und Verengung der Herzkranzgefäße,
- Senken des Blutdrucks durch verringerte Herztätigkeit und Erweiterung der Blutgefäße der Haut,
- Verengung der Blutgefäße der arbeitenden Muskulatur,
- Erweiterung der Blutgefäße der Haut und der inneren Organe (mehr Durchblutung),
- Erschlaffung der Skelettmuskulatur und dadurch eintretende Entspannung,
- Vermindern der Gerinnungsfähigkeit des Blutes (Blutverdünnung),
- Reduzierung des Stoffwechsels (Energieeinsparung und Energieaufbau),
- Verengung der Bronchien und Verlangsamung der Atmung,
- Förderung der Verdauungsfunktionen, Entspannung der glatten Muskulatur von Magen und Darm, reduzierte Drüsentätigkeit,
- Verminderung der Ausschüttung von Zucker und Fettsäuren,
- Förderung der Insulinproduktion durch die Bauchspeicheldrüse,
- Absonderung von viel dünnflüssigem Schweiß durch die Schweißdrüsen,
- Verstärkung des Speichelflusses (dünnflüssiger Speichel),
- Aktivierung der Ausscheidungsorgane (Darm- und Blasenentleerung).

Stress jeder Art, insbesondere auch starke Emotionen wie Angst, Wut, Ärger oder Traurigkeit, führt über das sympathische Nervensystem zu einer körperlichen Aktivierung: Energie wird in einem Ausmaß bereitgestellt, das gar nicht erforderlich ist, solange keine körperliche Aktivität im Sinne einer Kampf- oder Fluchtreaktion erfolgt. Das Herz rast, der Blutdruck steigt, die Atmung wird beschleunigt, die Muskeln spannen sich an, um eine körperliche Leistung zu vollbringen; die sinnliche Wahrnehmung wird intensiviert, damit eine Bedrohung rechtzeitig erkannt wird. Diese körperliche und geistige Erregung erlebt der Mensch dann als unangenehme Daueranspannung und deutet sie aus medizinischer Unwissenheit falsch als Anzeichen einer drohenden Erkrankung, was die allgemeine Anspannung noch zusätzlich verstärkt. Körperliches Unwohlsein hängt häufig damit zusammen, dass Energie für eine körperliche Leistung bereitgestellt, diese Leistung aber nicht abgerufen wird, weil der Mensch sie gar nicht braucht. Dadurch bleibt der Anspannungszustand weiter bestehen. Viele Stresszustände (z. B. Ängste) spielen sich nur im Gehirn ab, ohne dass eine massive körperliche Aktivität erforderlich wäre.

Bei Dauerstress gerät die wohlgeordnete Zusammenarbeit des sympathischen und parasympathischen Nervensystems durcheinander, was früher als vegetative Dystonie, psychovegetative Störung oder funktionelle Störung bezeichnet wurde und heute als somatoforme Störung bekannt ist. Viele derartige Störungen zeigen sich kaum in einer isolierten Erregung des sympathischen und des parasympathischen Nervensystems, sondern in einer Kombination aus Symptomen beider Nervensysteme. Die gleichzeitige Erregung von Sympathikus und Parasympathikus führt beispielsweise zum gleichzeitigen Auftreten von Symptomen wie Herzrasen und Harn- oder Stuhldrang.

Stress und intensive Gefühlszustände bewirken folgende unangenehme, an sich jedoch harmlose körperliche Zustände:

- *Herzklopfen und Herzrasen.* Über eine verstärkte Herz-Kreislauftätigkeit werden den Skelettmuskeln Sauerstoff und Nährstoffe zugeführt, um den Körper auf Kampf oder Flucht vorzubereiten. Ein derartiges Herzrasen wird oft irrtümlich als Anzeichen eines Herzinfarkts interpretiert. Ein Herzinfarkt entsteht jedoch bekanntlich nicht durch Herzrasen, sondern durch einen Verschluss der Herzkranzgefäße.
- *Herzstolpern und Herzrhythmusstörungen.* Ein rasches Umschalten auf Beschleunigung oder Verlangsamung der Herztätigkeit wird als sehr unangenehm erlebt. Nach raschen Herzschlägen als Folge einer Er-

regung macht das Herz anschließend eine kurze Pause, um den normalen Rhythmus wiederherzustellen.

- *Hitzegefühle und Schwitzen.* Hitzegefühle und Schwitzen resultieren aus der verstärkten Herz-Kreislauf- und Stoffwechselbeschleunigung. Schwitzen ist ein natürliches Kühlsystem des Körpers, weil der Schweiß auf der Haut verdunstet. Viele Menschen fürchten Schwitzen als Zeichen von »Nervenschwäche« und entwickeln als Folge davon soziale Ängste, sie könnten unangenehm auffallen.
- *Beklemmungsgefühle und Druck auf der Brust.* Jede Erregung führt sofort zu einer Intensivierung der Atmung. Wenn der vermehrt eingeatmete Sauerstoff jedoch mangels Bewegung der Skelettmuskulatur nicht angefordert wird, kommt es zu einem unangenehmen Druck- und Engegefühl in der Brust. Dies geht bei den Betroffenen häufig mit einer Erstickungs- oder Herzinfarktangst einher. Manche Menschen neigen aus Angst vor dem Ersticken zur Hyperventilation (Überatmung) und verschlimmern dadurch ihre Beschwerden, weil infolge der fehlenden Bewegung Beklemmungsgefühle und Krampfzustände auftreten.
- *Mundtrockenheit.* Ein trockener Mund ist einerseits die Folge einer verstärkten Mundatmung und andererseits Ausdruck einer verminderten Speichelproduktion als Folge der Hemmung der Verdauungsfunktion bei Stress. Ständige Mundtrockenheit ist der Grund, warum viele Betroffene immer mit einem Getränk unterwegs sind.
- *Kloßgefühl im Hals.* Das Würge- und Fremdkörpergefühl im Hals entsteht oft durch eine stress- oder schreckbedingte Krampfneigung des obersten Teils der Speiseröhrenmuskulatur. Die Betroffenen haben oft die unbegründete Angst, sie könnten nichts mehr schlucken. Das unangenehme Zuschnüren der Kehle wird auch als Atemnot erlebt, sodass manche Betroffene zur Hyperventilation neigen. Engegefühle im Hals sind häufig auch durch eine Anspannung der Halsmuskulatur bedingt.
- *Übelkeit.* Übelkeit resultiert einerseits aus einer nervös bedingten Verkrampfung der Magenmuskulatur und andererseits aus einem plötzlichen Blutdruckabfall nach einer anstrengenden körperlichen Tätigkeit. Viele Betroffene haben aufgrund eines leichten Brechreizes Angst, sich zu übergeben, obwohl ihnen dies noch nie passiert ist.
- *Kribbeln in Armen und Beinen.* Kribbelgefühle sind oft Ausdruck der Blutdrucksteigerung als Folge der verstärkten Herztätigkeit und der Verengung der kleinen arteriellen Blutgefäße. Bei allgemei-

ner Verspannung werden vor allem auf einer Körperseite erlebte Kribbelgefühle irrtümlich oft als Vorboten eines Schlaganfalls gedeutet.

- *Zittern.* Zittern ist die Folge einer Anspannung der Muskulatur als Vorbereitung auf eine Bewegung, die dann nicht erfolgt. Ein Zittern der Beine führt zur vorübergehenden Gangunsicherheit. Die Angst vor einer Parkinson-Erkrankung oder einer Multiplen Sklerose ist völlig unbegründet. Das Zittern der Hände löst häufig die Angst vor sozialer Auffälligkeit aus (die anderen könnten denken, man sei »nervlich angeschlagen«).
- *Schmerzhafte Verspannung.* Eine chronische Muskelverspannung führt häufig zu Schmerzen im ganzen Körper (vor allem im Bereich von Schultern, Nacken, Rücken, Kopf, Armen, Beinen, Kiefer, Unterleib, bestimmten inneren Organen). Die Verspannung durch Stress und Überlastung bewirkt nämlich eine Mangeldurchblutung mit Sauerstoff- und Nährstoffminderversorgung sowie einen blockierten Abtransport von Stoffwechselprodukten. Diese Produkte reichern sich an und reizen die Schmerzfasern. Verspannungsbedingte Missempfindungen werden häufig als Anzeichen einer Krebserkrankung fehlinterpretiert. Eine chronische Anspannung im Brustbereich wird oft auch als Herzinfarktgefahr missdeutet.
- *Harn- oder Stuhldrang.* Die Ausscheidungsfunktion wird nach einer längeren körperlichen Anspannung, aber auch in Schrecksituationen aktiviert (mit dem biologischen Sinn, das Gewicht des Körpers vor einer Flucht zu reduzieren).
- *Schwindel.* Anhaltende Schwindelgefühle sind oft Ausdruck einer chronischen Muskelverspannung (vor allem auch im Schulter-Nacken-Bereich) mit der Folge einer Stand- und Gangunsicherheit und einer subjektiven Gleichgewichtsstörung, viel seltener als angenommen Folge eines Blutdruckabfalls, der auch mit einem Schwarzwerden vor den Augen einhergehen würde.
- *Das Gefühl, einer Ohnmacht nahe zu sein.* Die Angst, ohnmächtig zu werden, ohne dass man tatsächlich umfällt, resultiert oft aus einem Schwächegefühl in den Beinen (»weiche Knie«) und manchmal aus einem schreckbedingten Blutdruckabfall.

Starker innerer Druck kann auch zu verschiedenen psychisch-geistigen Zuständen führen, deretwegen sich die Betroffenen völlig unbegründet fürchten, die Kontrolle über ihren Verstand zu verlieren, bald verrückt zu werden und in der Psychiatrie zu landen. Entfremdungsgefühle gegenüber sich selbst *(Depersonalisation)* und Unwirklichkeitsgefühle gegenüber der Umwelt *(Derealisation)* sind oft die Folge großer emotionaler Anspannung. Als Schutz vor einer Gefühlsüberflutung werden starke Emotionen einfach »weggesteckt« und abgespalten. Aufgrund dieses Gefühls »danebenzustehen«, entsteht erst recht ein Zustand, der Angst macht.

Eine realistische Einschätzung der Wahrscheinlichkeit zu erkranken

Im Folgenden werden Sie mit Strategien vertraut gemacht, wie Sie durch die Änderung Ihrer Denkmuster Ihre Krankheitsängste zumindest verringern können. In der Fachsprache wird die Entwicklung neuer Sichtweisen *kognitive Umstrukturierung* genannt. Führen Sie in der linken Spalte einer Tabelle Ihre gefürchteten Körpersymptome und Beschwerden an. Danach notieren Sie in der zweiten Spalte alle Belege, die Ihrer Meinung nach dafür sprechen, und in der vierten Spalte alle Überlegungen, die dagegen sprechen. Geben Sie in der dritten und fünften Spalte das Ausmaß an, in dem Sie von der Richtigkeit Ihrer Annahmen überzeugt sind. Je besser es Ihnen gelingt, alternative und harmlosere Erklärungen für Ihre Symptome zu finden, desto schneller werden Sie Ihre Krankheitsängste in den Griff bekommen. Es ist das Ziel dieser Aufgabe, dass Sie die Wahrscheinlichkeit bestimmter Krankheiten realistischer einzuschätzen lernen und im Laufe der Zeit andere, weniger Angst machende Denkmuster entwickeln. Ein Beispiel soll diese Aufgabe erläutern:

Gedanke	*Belege dafür*	*Überzeugung 0–100 %*	*Belege dagegen*	*Überzeugung 0–100 %*
Schwindel weist auf einen Schlaganfall hin.	Bei meinem Mann hat der Schlaganfall auch so begonnen.	80	Negative Befunde in EEG, CT und MRT.	50
Mein Herzrasen wird zum Herzinfarkt führen.	Ohne Bewegung ist Herzrasen nicht normal, sondern ein Krankheitssymptom.	90	Ich habe schon oft ein Herzrasen überlebt. Es entstand aus Ärger oder Angst.	60

Sie können mithilfe bestimmter Fragen lernen, Ihre Krankheitsbefürchtungen unter eine gewisse rationale Kontrolle zu bringen:

- Wie häufig ist die von Ihnen gefürchtete Krankheit?
- Wie groß ist die Wahrscheinlichkeit, dass Sie diese Krankheit in absehbarer Zeit bekommen?
- Wie sicher sind Sie, dass Sie diese Krankheit bereits haben?
- Warum sollten gerade Sie diese Krankheit bekommen? Was genau erhöht bei Ihnen das Risiko?
- Welche Symptome sind für Sie der Beweis einer tatsächlichen oder befürchteten Erkrankung?
- Welche harmloseren, weniger Angst machenden Erklärungen gibt es für Ihre Beschwerden?
- Warum sehen andere (Ärzte, Angehörige, Bekannte) Ihre Beschwerden als nicht so schlimm wie Sie?
- Haben andere Menschen ein geringeres Erkrankungsrisiko? Warum?
- Welche Erklärungen haben andere Menschen, wenn sie dieselben Symptome wie Sie haben?
- Was würden Sie anderen Menschen mit ähnlichen Befürchtungen sagen?
- Warum haben Sie mehr Angst vor einer ernsthaften Erkrankung als vor einem schweren Autounfall, der – rein statistisch gesehen – bei jüngeren Menschen wahrscheinlicher ist als eine Krebserkrankung, ein Herzinfarkt oder ein Schlaganfall?

Die folgende Aufgabenstellung soll Ihnen helfen, den Teufelskreis »Symptom – ängstliche Bewertung – Symptomverstärkung – mehr Angst« besser zu verstehen und durchbrechen zu lernen. Notieren Sie in der folgenden Tabelle links alle Symptome, die Ihnen Angst machen, in der Mitte die Art der Angst machenden Gedanken und Bewertungen und rechts die realistischere, weniger Angst machende Form der Bewertung, die Sie gerne einüben möchten. Sie müssen zuerst einmal lernen, in Ruhe durch Nachdenken eine plausible, weniger ängstigende Erklärung Ihrer Symptome zu entwickeln, damit Ihnen diese dann auch unter Stressbedingungen zu Ihrer Beruhigung rascher einfällt. Ein Beispiel soll Ihnen die Aufgabenstellung näher erläutern:

Symptom	Derzeitige Bewertung	Zukünftige Bewertung
Herzrasen oder gelegentliche nichtorganische Herzrhythmusstörungen	Mein Herz muss krank sein, denn es ist nicht normal, wenn es im Ruhezustand rast oder unregelmäßig schlägt.	Ich habe mich schon zweimal untersuchen lassen, ohne organischen Befund. Mein Herz spricht einfach schnell an, wenn ich starke Gefühle habe und ich es in Ruhe ängstlich beobachte.
Kopfschmerzen	Ich bekomme gleich eine Hirnblutung. Mein Vater hatte vor seiner Gehirnblutung auch längere Zeit Kopfschmerzen.	Ich bekomme leicht Kopfschmerzen bei Schlafdefizit, Nackenverspannung, Stress, Wetterwechsel, zu viel Kaffee und Alkoholkonsum am Vortag. Wahrscheinlich ist etwas davon auch heute der Grund für meine Kopfschmerzen. Was wohl am ehesten?

Positive Selbstgespräche (Selbstinstruktionstraining)

Erlernen Sie allgemeine Selbstinstruktionen (hilfreiche innere Selbstgespräche), um sich auf belastende Krankheitsbefürchtungen vorzubereiten:

- Das ist nur ein Gedanke, eine Befürchtung, eine Vorstellung, sonst nichts.
- Ich lasse meine Angst vor Krankheit zu, ohne mich abzulenken; ich kann sie ertragen.
- Ich lasse meine Befürchtungen kommen und gehen, ohne dagegen anzukämpfen.
- Je mehr ich gegen meine Angst ankämpfe, desto mehr schaukle ich sie auf. Ich wage es, ihr ins Angesicht zu schauen, das macht mich stark.
- Ich warte bei diesen Symptomen vorerst einmal 10 Minuten ab und schaue, was passiert.
- Ich bleibe ganz im Augenblick, im Hier und Jetzt, in der Gegenwart. Was jetzt passiert, kann ich ertragen.
- Das war jetzt nur ein Adrenalinschub, weil ich mich aufgeregt habe; gleich wird es mir wieder besser gehen.
- Ich lasse alle aufkommenden körperlichen Zustände, Gefühle und Gedanken zu, ich kann sie ertragen und aushalten.
- Mein Körper ist gesund, es ist nur meine Angst, die mir körperliches Unbehagen bereitet.

- Beim letzten Mal ist nichts Schlimmes passiert, also halte ich diesen Zustand auch jetzt aus.
- Auch wenn ich Krankheitsängste habe, kann ich alles tun, was mir wichtig ist.
- Ich tue alles, was mir wichtig ist, auch wenn es mir gerade nicht gut geht.
- Ich vertraue auf meinen Körper und kann mich auf Neues und Ungewohntes einlassen.
- Am liebsten ginge ich jetzt zum Arzt, aber ich weiß, dass ich im Moment keinen brauche.
- Meine Krankheitsängste haben verständliche Ursachen, dennoch lasse ich mein Leben nicht mehr von ihnen bestimmen.
- Es gibt begründete und unbegründete Krankheitsängste. Jetzt habe ich gerade eine unbegründete Krankheitsangst. Sie besteht darin, dass ich ein gewisses Restrisiko und die damit verbundene Unsicherheit und Erwartungsangst schwer aushalte.
- Ich achte auf meine Gesundheit und kann ein Restrisiko ertragen, für das ich nicht verantwortlich bin.

Spezielle Selbstinstruktionen können Ihnen bei der Bewältigung bestimmter Krankheitsängste helfen. Hier einige Beispiele:
- Ich habe nur deshalb Angst vor Aids, weil in den Medien oft darüber berichtet wurde. Ich gehöre aber nicht zur Gruppe der gefährdeten Personen.
- Ich fürchte Bluthochdruck und einen Herzinfarkt nur deshalb, weil mein Lieblingsonkel daran gestorben ist, der allerdings auch sehr ungesund gelebt hat.
- In unserer Verwandtschaft ist Chorea Huntington (»Veitstanz«) noch nie vorgekommen, daher ist mein Erkrankungsrisiko sehr gering.
- Ich bekomme bei Stress leicht Herzrasen, Magenbeschwerden oder Atemprobleme, doch das sind keine ernsthaften Krankheitszeichen, sondern nur Reaktionen auf meine Lebenssituation oder Ausdruck meiner momentanen Gefühle.

Umgang mit Schuldgefühlen

Krankheitsängste können mit Schuldgefühlen zusammenhängen, nicht alles unternommen zu haben, um eine ernsthafte Krankheit zu verhindern. Menschen mit Schuldgefühlen machen sich häufig für alles, was passiert, verantwortlich. Zwanghafter Perfektionismus beruht auf dem Bestreben, sich im Fall bestimmter Ereignisse keinesfalls die Schuld daran geben zu müssen und somit eine depressive Reaktion verhindern zu können. Zahlreiche hypochondrische Menschen leiden auch unter Zwängen. Zwangsstörungen drehen sich trotz unterschiedlicher Inhalte immer wieder um das Bemühen, auf keinen Fall Schuld auf sich zu laden, indem man einem anderen oder sich selbst – selbst wenn es unabsichtlich geschieht – Schaden zufügt.

Angenommen, eine bestimmte Krankheitsbefürchtung würde Realität, würden Sie sich dann Vorwürfe machen, nicht alles getan zu haben, um diese Krankheit zu verhindern? Suchen Sie deswegen so oft einen Arzt auf, um sich später im Fall einer ernsthaften Krankheit nicht vorwerfen zu müssen, zu selten zu medizinischen Untersuchungen gegangen zu sein? Können Sie die Tatsache schwer ertragen, dass Sie nicht jeder Krankheitsgefahr durch bestimmte Maßnahmen vorbeugen können?

Oder sehen Sie gar jede Krankheit als Strafe dafür an, dass Sie zu wenig dafür gesorgt haben, gesund zu bleiben? Wenn Sie so denken, welche Einstellungen und Verhaltensweisen sollten Sie dann entwickeln, um sich diese Vorwürfe später ersparen zu können? Leben Sie ausreichend gesund? Haben Sie ein schlechtes Gewissen in Bezug auf Ihren Lebensstil? Was sollten Sie unbedingt ändern, damit Sie sich nicht ständig fürchten müssen, durch eigenes Fehlverhalten eine ernsthafte Krankheit zu provozieren?

Umgang mit magischem Denken

Irrationale Gedanken wie: »Ich bin schon so lange gesund, dass ich bald einmal schwer krank werde«, können Krankheitsängste auslösen oder verstärken. Unbegründete Schuldgefühle, wie sie der Satz »Eigentlich habe ich ein schlechtes Gewissen, dass es mir so gut geht und anderen so schlecht« zum Ausdruck bringt, können die Angst vor einer ernsthaften Erkrankung begünstigen. Befürchtungen wie der Gedanke »Ich habe durch mein Leben das Schicksal oder Gott zu sehr herausgefordert, sodass ich jetzt eine Strafe in Form einer bestimmten Krankheit verdient hätte«, plagen so manchen krankheitsängstlichen Menschen.

Abergläubisches oder magisches Denken spielt bei Krankheitsängsten oft eine bedeutsame Rolle. Als *magisches Denken* bezeichnet man den Glauben, bestimmte Ereignisse mithilfe rational nicht begründbarer Rituale verhindern oder hervorrufen zu können. Dabei setzt man das naturwissenschaftlich begründete Ursache-Wirkungs-Verhältnis außer Kraft und vertraut auf geheimnisvolle Kräfte. Gerade angesichts einer ungewissen, nicht beeinflussbaren Zukunft sind derart irrationale Denk- und Verhaltensmuster auch in der heutigen Zeit nach wie vor weit verbreitet. Es verrät eine magische Denkwelt, wenn krankheitsängstliche Personen sich gerade deswegen so viel mit Krankheiten beschäftigen und zu ärztlichen Untersuchungen gehen, weil sie dann hoffen, nie ernsthaft krank zu werden. Sich ständig Sorgen zu machen und möglichst oft über bestimmte Gefahren nachzudenken, wird dann – wenn man schon sonst nichts dagegen unternehmen kann – zum vermeintlichen Schutz vor der Bedrohung. Dahinter steht die abergläubische Annahme, auf diese Weise einer gesundheitlichen Gefährdung ausweichen zu können. Der Umstand, dass bislang noch keine ernsthafte Krankheit aufgetreten ist, wird schließlich den ständigen Krankheitssorgen und Kontrollen zugeschrieben, sodass diese in ihrer Bedeutung verstärkt werden.

Fällt es Ihnen schwer, in Hinblick auf Ihre Gesundheit positiv zu denken, weil Sie »es nicht beschreien« möchten? Müssen Sie alle möglichen gefährlichen Krankheiten im Geiste deswegen durchgehen, damit Sie diese nicht bekommen? Provokante Frage: Leiden Sie eigentlich absichtlich unter allen möglichen Krankheitsängsten, weil Sie dann hoffen, die gefürchteten Krankheiten nicht zu bekommen? Solange Sie so denken, werden Sie Ihre Krankheitsängste kaum überwinden können.

Oder sagen Sie alle möglichen Krankheiten voraus, damit Sie nicht überrascht sind, wenn Sie doch einmal schwer krank werden sollten? Ist dies für Sie eine Form der Kontrolle der Realität, sodass Sie in einer Situation der Hilflosigkeit und Betroffenheit durch eine gefürchtete Krankheit sagen können: »Ich hab's ja gewusst«? Was bringt Ihnen dieser »Zweckpessimismus«? Sie verhalten sich dabei wie ein Schüler, der nach einer Schularbeit eine schlechte Note erwartet, in der Hoffnung, doch eine gute Note zu bekommen, und der im Fall einer schlechten Note sagen kann: »Ich hab's euch ja gleich gesagt.«

Umgang mit Unsicherheit und Restrisiko

Viele Menschen mit Krankheitsängsten haben auch eine generalisierte Angststörung. Sie leiden unter unkontrollierbaren Sorgen wegen aller möglichen Dinge des Lebensalltags: Der Partner könnte verunglücken, ein Kind könnte krank werden, die Mutter könnte sterben, der Arbeitsplatz könnte verloren gehen, das Geld könnte ausgehen, der Haushalt könnte zu beschwerlich werden – alles Dinge, die möglich, aber in absehbarer Zukunft nicht wahrscheinlich sind. Als Folge ihrer ständigen Besorgtheit in Bezug auf mögliche unangenehme Situationen oder gar

Katastrophen leben sie in ständiger körperlicher Anspannung bis hin zu Schmerzzuständen, die sie bei Unkenntnis dieser Zusammenhänge als Zeichen einer gefährlichen Krankheit fehlinterpretieren.

Machen auch Sie sich ständig Sorgen im Hinblick auf zukünftige Ereignisse – Sorgen, die über reine Krankheitsängste hinausgehen? Dann könnten Sie zusätzlich noch von einer generalisierten Angststörung betroffen sein. Patienten mit einer generalisierten Angststörung und Menschen mit ständigen Krankheitsängsten haben eines gemeinsam: Sie können in Bezug auf die Zukunft eine gewisse Unsicherheit und ein minimales Restrisiko nicht tolerieren. Beide Personengruppen müssen lernen, mit ihren unrealistischen Erwartungsängsten besser zurechtzukommen.

Teilen Sie Ihre Krankheitsängste in zwei Gruppen ein: in Befürchtungen, die auf lösbare Probleme zurückgehen (Motto: »Ich kann etwas dagegen tun«), und in Befürchtungen, die mit unlösbaren Problemen zusammenhängen (Motto: »Ich kann nichts dagegen tun«). Haben Sie Angst davor, dass Sie aufgrund Ihres Lebenswandels (zu viel Alkohol und Nikotin bei zu wenig Bewegung) oder Ihrer ererbten Veranlagung (Diabetes-Risiko aufgrund zuckerkranker Eltern) tatsächlich erkranken könnten? Dann unternehmen Sie alles, was Sie tun können, um derartige realistische Gefahren abzuwenden. Haben Sie dagegen Angst, irgendwann einmal eine gefährliche Krankheit (Krebs, Herzinfarkt oder Schlaganfall) zu bekommen, zu deren Verhinderung Sie derzeit überhaupt nichts beitragen können, außer weiterhin gesund zu leben? Dann müssen Sie lernen, anders damit umzugehen, als sich ständig von Ärzten bestätigen zu lassen, dass sie *jetzt* völlig gesund sind. Denn dies beruhigt Sie überhaupt nicht, wenn Sie etwa fürchten, in zehn Jahren aufgrund eines derzeit labilen Blutdrucks einen Schlaganfall zu bekommen. Ständige Erwartungsängste können Sie durch eine mentale Sorgenkonfrontation zu bewältigen lernen, wie sie in Schritt 5 ausführlich beschrieben wird.

Wir sagen schnell einmal, dass wir Angst vor irgendetwas haben. Tatsächlich handelt es sich oft um nichts anderes als um eine schwer erträgliche Unsicherheit angesichts einer ungewissen Zukunft, die mit einer körperlichen Unruhe einhergeht. Wir stellen uns dann sehr bildhaft alles Mögliche vor, was passieren könnte, um die unerträgliche Ungewissheit und Anspannung aufzulösen. Wir möchten jedes Restrisiko beseitigen und fixieren uns dadurch erst recht darauf. Aus dem Ungewissen wird plötzlich ein ganz konkretes Bedrohungsszenario. Das erst macht uns

Angst und bewirkt eine massive Aktivierung unseres Körpers. Unsere Vorstellungen von Gefahr sind so plastisch, als würden sie bereits die Realität abbilden. Unser Gehirn kann nun aber zwischen einer tatsächlichen äußeren Bedrohung und einem inneren Bedrohungsgefühl als Folge unserer Fantasie nicht unterscheiden und reagiert daher in gleicher Weise mit einer Alarmreaktion.

Welche Schlussfolgerungen ziehen Sie daraus, wenn Ihre Krankheitsängste tatsächlich nach diesem Muster ablaufen sollten? Sie haben zwei Möglichkeiten: Entweder Sie beschließen, ein bestimmtes Restrisiko zu akzeptieren, ohne dieses ständig zu visualisieren und sicher ausschließen zu wollen. Oder Sie treten die Flucht nach vorn an und spielen Ihre schlimmsten Krankheitsängste im Geist durch, um damit besser umgehen zu lernen. Das bereitet Ihnen zu viel Unbehagen und Angst, weil Sie eigentlich nicht an das Schlimmste denken möchten? Dann wählen Sie doch die erste Möglichkeit und sagen Sie zu sich täglich ganz bewusst den Kernsatz aus dem Film *Hannah und ihre Schwestern* von Woody Allen: »Ich werde nicht heute sterben. Ich bin gesund. Ich werde auch nicht morgen sterben. Aber eines schönen Tages ist es auch bei mir so weit.« *Fazit:* Was Sie nicht ändern können, sollten Sie besser akzeptieren lernen. Wenn Ihnen dies schwerfällt, sollten Sie sich mit dem existenziellen Thema der Endlichkeit allen Lebens auseinandersetzen.

Bewältigung existenzieller Probleme

Mit welchen Problembereichen hinter Ihren Krankheitsängsten sollten Sie sich mehr als bisher beschäftigen, um zu einer Lösung zu gelangen? Es geht meist um folgende Themenkreise:

- Sinn des Lebens angesichts des jederzeit möglichen Endes. (»Zahlt es sich aus, etwas langfristig zu planen, wenn man es vielleicht gar nicht mehr erleben kann?«)
- Tod als endgültiges Aus oder Übergang in eine andere Existenzform. (»Gibt es ein Weiterleben nach dem Tod oder ist danach alles aus?«)
- Die Tatsache, dass jedes Leben einmal zu Ende geht. (»Es macht mir Angst, dass der Tod etwas Endgültiges ist und noch keiner zurückgekommen ist.«)
- Angst vor dem Vorgang des Sterbens. (»Ich habe Angst davor, meinen Tod bewusst miterleben zu müssen.«)
- Unsicherheit bezüglich des weiteren Lebensverlaufs. (»Krankheiten machen mir Angst, weil man nie weiß, was dabei herauskommt.«)
- Unzureichende Realisierbarkeit der Lebensträume. (»Ich wäre wütend

auf das Schicksal, wenn ich weniger Lebenschancen hätte als andere Menschen.«)

- Traurigkeit über nicht genutzte Lebenschancen. (»Wenn ich gewusst hätte, dass ich nicht länger leben darf, hätte ich vieles anders gemacht.«)
- Bedeutung und Folgen einer möglichen Krankheit. (»Was macht meinen Selbstwert aus, wenn ich nicht mehr das bin, was ich einmal war?«, »Welchen Sinn hat mein Leben, wenn ich nicht mehr tun und lassen kann, was ich will?«)
- Angst vor unerträglichen Schmerzen bei chronischer Krankheit. (»Ich fürchte mich vor quälendem und sinnlosem Leiden.«)
- Angst vor der Beeinträchtigung der körperlichen Integrität durch chronische Krankheit. (»Ich habe Angst vor Multipler Sklerose und davor, im Rollstuhl zu landen.«)
- Angst vor einer Behinderung und Verunstaltung durch Krankheiten oder Operationen. (»Ich habe Angst, bei Brustkrebs die Brüste zu verlieren und dann für meinen Partner nicht mehr attraktiv zu sein.«)
- Verminderte körperliche und geistige Leistungsfähigkeit durch Krankheiten. (»Ich habe Angst vor der Alzheimer-Krankheit, weil ich dann nicht mehr ich selbst wäre.«)
- Autonomieverlust und Abhängigkeit von anderen Menschen im Fall einer schweren, bleibenden Beeinträchtigung. (»Ich finde es entwürdigend, wenn ich nach einem Schlaganfall nicht mehr allein auf die Toilette gehen könnte.«)
- Abhängigkeit von Ärzten, Pflegepersonal und technischen Hilfsmitteln bei schwerer Krankheit. (»Ich möchte dem Medizinsystem nicht ausgeliefert sein.«)
- Trennung von den Angehörigen durch den Tod. (»Ich kann es mir nicht vorstellen, meine Angehörigen für immer verlassen zu müssen.«)
- Sorge um das Wohl der Angehörigen im Fall des eigenen Ablebens. (»Was wird aus meinen Kindern?«, »Wie werden es die anderen ohne mich schaffen?«)

Schritt 3: Vertrauensförderung – stärken Sie das Vertrauen in Ihren Körper

Menschen mit Krankheitsängsten haben zu wenig Vertrauen in ihren Körper und möchten dies durch zahlreiche Kontrollen und Absicherungen kompensieren. Lernen Sie, Ihrem Körper mehr zu vertrauen. Verzichten Sie auf ständige Körperkontrolle, dauernde Rückversicherung bei Ärzten und anderen Personen, auf permanente körperliche Schonung und sonstiges Verhalten, das Ihre Krankheitsängste aufrechterhält und damit letztlich verstärkt.

Analyse des Rückversicherungsverhaltens
Gestehen Sie sich alle Versuche ein, mit denen Sie Ihre Krankheitsängste möglichst gering halten wollen:
- Welche Bereiche Ihres Körpers kontrollieren Sie auf welche Weise, wie oft und wie lange?
- Wie oft wenden Sie sich wegen welcher Krankheitsängste an welche Vertreter des Gesundheitssystems?
- Wem gegenüber, auf welche Weise und wie oft stellen Sie Rückversicherungsfragen bezüglich der Unbedenklichkeit Ihrer Beschwerden?
- Wie viel Zeit widmen Sie der Suche nach medizinischen Informationen in Büchern, Zeitungen, Zeitschriften und im Internet?
- Was vermeiden Sie auf welche Weise, um Ihre Angst vor Krankheit zu vermindern?
- Welche Mittel und Methoden helfen Ihnen sonst noch, Ihre Krankheitsängste gering zu halten?

Dokumentieren Sie drei Wochen lang anhand eines Tagebuches die Art Ihres Rückversicherungsverhaltens bei auftretenden Krankheitsängsten.

Verzichten Sie auf ständige Körperkontrolle
Viele Menschen mit Krankheitsängsten kontrollieren nicht nur ihren Körper, sondern auch zahlreiche andere Dinge, wie etwa Elektrogeräte, Wasserhähne, Türen, Fenster oder Arbeitsabläufe. Neigen auch Sie zu derartigen Kontrollzwängen, um ein Unglück für sich selbst oder einen Schaden für andere Menschen zu verhindern? Oder leiden Sie gar unter einem regelrechten Waschzwang in Zusammenhang mit Ängsten vor einer Verseuchung? Fürchten Sie, mit ekelerregenden oder gefährlichen Substanzen in Kontakt zu kommen und andere anzustecken? Dann soll-

ten Sie schon deswegen einen kompetenten Psychotherapeuten aufsuchen, weil es sich bei Wasch- und Kontrollzwängen um sehr hartnäckige Verhaltensmuster handelt, die häufig schon in der Jugend oder im jungen Erwachsenenalter begonnen haben. Wenn Sie »nur« Krankheitsängste haben, können Ihnen folgende Ratschläge helfen:

• Kontrollieren Sie Ihren Körper nur zu bestimmten Zeiten. Kontrollieren Sie etwa Ihren Puls, Ihren Blutdruck oder Ihre Körpertemperatur nur zu diesen festgelegten Zeiten und führen Sie ein Verlaufsprotokoll. Widerstehen Sie der Versuchung, bei momentaner Beunruhigung sofort Ihre Werte zu erheben, weil Sie dann nichts anderes als Ihre Erregung messen.

• Verschieben Sie die Kontrolle bis zum vorgesehenen Zeitpunkt. Oder schieben Sie die Kontrolle zumindest so lange wie möglich hinaus: um eine Stunde, einen Tag oder eine Woche. Bemühen Sie sich, etwas zu tun, das Ihre ganze Aufmerksamkeit erfordert.

• Verzichten Sie schließlich sukzessive auf alle Kontrollen und Rückversicherungsstrategien. Akzeptieren Sie den daraus resultierenden vorübergehenden Anstieg Ihrer Krankheitsbefürchtungen und schreiben Sie darüber in Ihrem Angsttagebuch.

• Vergegenwärtigen Sie sich, wie Sie mit einem bestimmten Symptom vor einer Woche oder vor einem Monat schließlich doch zurechtgekommen sind. Was hat Ihnen damals geholfen? Könnte diese Erfahrung nicht auch jetzt weiterhelfen?

• Stellen Sie sich vor, wie Sie durch ein weiteres Symptom, das Sie jetzt gerade nicht haben, beunruhigt werden könnten und wie Sie damit ohne ständige Kontrollen zurechtkommen könnten. Halten Sie diese Überlegungen in Ihrem Angsttagebuch fest, damit Sie bei Bedarf darauf zurückgreifen können.

Verzichten Sie auf jede Art von Rückversicherung

Die ständige Rückversicherung bei Ärzten, Verwandten, Bekannten, Internet-Quellen und medizinischer Literatur führt zunächst zum Abbau von Spannung, aber auf Dauer zu noch mehr Abhängigkeit. Die Zuversicht auf die eigene Kraft schwindet dadurch. Haben Sie dies auch schon in Ihrem Fall erkannt, ohne es bislang ändern zu können?

Folgende Ratschläge können Ihnen weiterhelfen:

• Lassen Sie ärztliche Routinekontrollen nur in dem Umfang vornehmen, in dem Ärzte dies bei Ihrem Alter, Ihrem allgemeinen Gesundheitszustand und Ihrer momentanen körperlichen Befindlichkeit für notwendig halten. Gehen Sie zum Arzt nur nach diesem festgelegten Zeitplan und nicht auf Druck Ihrer momentanen körperlichen und seelischen Befindlichkeit.

- Gehen Sie zusätzlich nur dann zum Arzt, wenn Sie neue, unbekannte Symptome feststellen, die Sie eine Zeit lang (3, 7 oder 14 Tage) beobachtet haben – außer, es handelt sich um akute Schmerzen, hohes Fieber, Anzeichen für eine Infektion oder körperliche Auffälligkeiten, die auch andere Menschen sofort zu einem Arztbesuch veranlassen würden.
- Stellen Sie sich vor, was der Arzt Ihnen sagen könnte, wenn Sie ihn bei beunruhigenden Empfindungen am liebsten sofort aufsuchen würden.
- Erstellen Sie in Absprache mit Ärzten eine Liste aller körperlichen Empfindungen, deretwegen Sie zukünftig nicht mehr so oft wie bisher zum Arzt gehen sollten, und halten Sie alle Argumente fest, die gegen einen neuerlichen Arztbesuch sprechen.
- Vergegenwärtigen Sie sich, was Sie bereits über Ihre Krankheitsangst wissen, halten Sie dies in Ihrem Angsttagebuch fest und lesen Sie immer wieder diese Feststellungen. Damit lernen Sie im Laufe der Zeit, sich selbst zu beruhigen. Lesen Sie auch alle notierten Antworten, die Sie von Ärzten und Vertrauenspersonen bereits kennen, damit Sie nicht wie ein kleines Kind immer wieder dasselbe fragen müssen.
- Wägen Sie die Vor- und Nachteile neuerlicher Rückversicherungsbestrebungen ab. Was können Sie zu Ihrer längerfristigen Beruhigung wirklich noch in Erfahrung bringen? Wie sehr führt Ihr Absicherungsstreben letztlich zu immer mehr Unsicherheit? Wie sehr beeinträchtigt Ihr ständiges Rückversicherungsbedürfnis bereits Ihr ganzes Leben? Welche sonstigen Bedürfnisse und Interessen haben Sie in letzter Zeit vernachlässigt, um die Sie sich mehr kümmern sollten?

Verzichten Sie auf Sicherheitssignale

Krankheitsängstliche Menschen verwenden zahlreiche sogenannte Sicherheitssignale, bestimmte »Krücken«, die ihnen ein scheinbar unbeschwertes Leben im Alltag ermöglichen. Leben auch Sie in großer Abhängigkeit von bestimmten Hilfsmitteln, die Ihren Verwandten und Bekannten oft gar nicht auffallen?

Folgende Ratschläge haben sich bewährt:
- Lassen Sie bestimmte Medikamente (Beruhigungs- oder Blutdrucktabletten, Mittel gegen Übelkeit oder Durchfall), Vitaminpillen und

Nahrungsergänzungsmittel, die nicht ärztlich verschrieben sind, zu Hause, wenn Sie fortgehen.

- Verzichten Sie auch auf »alternative« Mittel (pflanzliche Mittel und Tropfen, homöopathische Globuli, Bachblüten).
- Unterlassen Sie im Fall einer ärztlich bestätigten körperlichen Gesundheit bei Ihren Aktivitäten auch die Mitnahme bestimmter medizinischer Geräte (Fieberthermometer, Blutdruckmessgerät, Zuckermessgerät) oder sonstiger Sicherheitsvorkehrungen (Tragen von »Glücksbringern« in Form von Talismanen und Amuletten, Einspeichern von Notruf-Nummern im Handy).

Verzichten Sie auf körperliche Schonung (positive Körpererfahrung durch Sport)

Gehören auch Sie zu den Menschen, die aus Angst vor körperlicher Überforderung und vermeintlicher gesundheitlicher Gefährdung sportliche Betätigung und jede Form der körperlichen Belastung vermeiden? Dann nehmen Sie dieselbe körperliche Betätigung wieder auf, die Ihnen früher Spaß gemacht hat, oder widmen Sie sich anderen Sportarten, die zu Ihrem Alter und Ihrem Lebensstil am besten passen. Jede Form von Ausdauersport (Wandern, Laufen, Radfahren, Schwimmen, Ski-Langlauf) ist für diesen Zweck bestens geeignet. Menschen mit verspannungsbedingten Schmerzen werden heutzutage ebenfalls ermutigt, sich sportlich zu betätigen, um auf diese Weise ihre chronische Muskelverspannung abzubauen und den Kreislauf anzukurbeln. Gleichzeitig werden dabei auch körpereigene Opiate im Gehirn ausgeschüttet, die schmerzlindernd wirken.

Schritt 4: Aufmerksamkeitstraining – lenken Sie Ihre Aufmerksamkeit

Hypochondrische Personen hören von Fachleuten und Angehörigen ständig, sie sollten sich nicht so viel selbst beobachten. Tatsächlich jedoch verharren sie gar nicht beim Aufspüren ihrer momentanen körperlichen Zustände, sondern sie fantasieren über alle möglichen Katastrophen. Sie begeben sich in Gedanken ständig in die Zukunft, statt in der momentanen Wahrnehmung zu bleiben. Menschen mit Krankheitsängsten haben große Schwierigkeiten, ihre momentane körperliche Befindlichkeit zu akzeptieren. Sie beschäftigen sich aus Sorge vor dem Schlimmsten

andauernd mit ihren Beschwerden und deren möglichen Folgen und verstärken diese dadurch.

Das Geheimnis der Bewältigung von Krankheitsängsten ist an sich
einfach, aber für die Betroffenen nur sehr schwer umzusetzen: Es gilt, ein
gewisses Restrisiko zu akzeptieren. Wer eine Bedrohung durch eine gefährliche Krankheit als Restrisiko grundsätzlich akzeptiert, ohne dieses
immer wieder gegen null bringen zu wollen, kann den Augenblick in
vollem Umfang genießen.

Wer lernt, seinen Körper unbefangen zu beobachten, ohne die wahrgenommenen Körpervorgänge zu bewerten, kann sich von seinem Körper auch bald wieder abwenden und sich anderen Dingen des Lebens
widmen. Daraus folgt: Die Akzeptanz einer gewissen Unsicherheit macht
es möglich, den Schwerpunkt der Aufmerksamkeit von der potenziellen
Lebensbedrohung auf das aktuelle, reale Leben zu richten. Krankheitsängstliche Menschen müssen daher lernen, ein bestimmtes Ausmaß an
Unsicherheit besser als bisher zu tolerieren.

Leben im Hier und Jetzt (Achtsamkeitstraining)

Sind Sie ständig damit beschäftigt, Ihre Krankheitssorgen und körperlichen Beschwerden in den Griff zu bekommen? Dann kämpfen Sie
wahrscheinlich entweder mit allen Mitteln zu viel dagegen an oder Sie
möchten sich auf unterschiedliche Weise möglichst gut davon ablenken.
Beide Strategien kosten enorm viel Kraft und bewirken am Ende eine
nur noch größere Verspannung. Der Versuch, etwas kontrollieren zu
wollen, das sich nicht wirklich kontrollieren lässt (Gefühle, Gedanken,
körperliche Zustände), führt zu immer größerer Frustration. Das Prinzip
der Kontrolle ist in vielen Situationen des individuellen und gesellschaftlichen Lebens der Motor von Erfolg und Fortschritt, doch in mancher
Hinsicht (etwa bei bestimmten Emotionen und Denkmustern) gleichzeitig der Grund für ein ständiges Gefühl von Hilflosigkeit und Ohnmacht. Bei Ängsten, vor allem auch bei Krankheitsängsten, sind das
Zulassen der Angst und die Bereitschaft, trotz der Angst alles zu tun, was
man tun möchte, die besseren Formen der Bewältigung als der ständige
Kampf dagegen. Denn ein Annehmen der Angst ist bereits die erste Veränderung des bisherigen Verhaltens. Aus der Entscheidung, die Angst
zuzulassen, ohne dagegen anzukämpfen, ergeben sich neue Handlungs-
perspektiven. Es geht nicht darum, keine Angst (keine Krankheitsangst)
zu haben, sondern um die Bereitschaft, *mit* der Angst das Leben so zu
gestalten, dass es den jeweiligen Wünschen und Bedürfnissen entspricht.

Die Frage »Was hätte das Leben noch für einen Sinn, wenn ich krank wäre?« wird umgewandelt in die handlungsrelevante Frage »Welchen Sinn kann ich meinem Leben hier und jetzt geben, unabhängig davon, wie gesund oder krank ich nun wirklich bin?«.

Seit einigen Jahren gewinnt auch im deutschen Sprachraum eine ganz bestimmte therapeutische Strategie bei verschiedenen Krankheiten an Bedeutung, die in den USA unter den Bezeichnungen »Akzeptanz« und »Achtsamkeit« (Mindfulness) bekannt geworden ist. *Akzeptanz* bedeutet, das anzunehmen, was da ist, ohne Vermeidung. *Achtsamkeit* ist eine Haltung, die ursprünglich aus fernöstlichen Traditionen, vor allem aus der buddhistischen Meditationspraxis, kommt.

Achtsamkeit ist eine spezifische Form der Aufmerksamkeitslenkung, die mit folgenden Schlagworten charakterisiert werden kann: Bewusstsein des gegenwärtigen Augenblicks; unmittelbare Erfahrung des Erlebens von einem Moment zum nächsten; möglichst umfassende Wahrnehmung des Hier und Jetzt; Offenheit gegenüber angenehmen und unangenehmen Empfindungen des Augenblicks; Bereitschaft, Dinge so sein zu lassen, wie sie im Moment der Wahrnehmung sind; nicht bewertende, nicht verändernde und nicht handelnde Haltung gegenüber den unmittelbaren Empfindungen, Erfahrungen, Gefühlen und Gedanken; das momentane Sosein akzeptierende Einstellung; bedingungsloses Annehmen des jeweiligen Augenblicks ohne Erwartungen oder Bewertungen; bewusstes Wahrnehmen des inneren Erlebens, ohne unangenehme Aspekte zu unterdrücken oder zu meiden; alles, was gerade geschieht, ganz intensiv tun oder erleben, ohne sich über Dinge Gedanken zu machen, die vom konkreten augenblicklichen Erleben wegführen. Kurz: Achtsamkeit ist das nicht wertende, bewusste Erleben des aktuellen Augenblicks. Es handelt sich dabei um das Gegenteil dessen, was häufig unser Bewusstsein bestimmt. Wir befinden uns gedanklich oft zu sehr in der Vergangenheit oder in der Zukunft. Wir beschäftigen uns übermäßig mit Erinnerungen, Sorgen und Plänen für das weitere Leben und vergessen dabei die Kraft, die aus dem Erleben des gegenwärtigen Augenblicks kommt. Wenn wir achtsam sind, bleiben wir ganz bei dem, was wir gerade tun und erleben. Wir lassen dabei alle Gedanken, Gefühle und körperlichen Zustände zu, ohne sie zu bewerten oder verändern zu wollen.

Eine *Achtsamkeitstherapie* entspannt zwar, aber sie ist keine Entspannungsmethode im engeren Sinn, sondern eine besondere Form des Umgangs mit äußeren und inneren Reizen. Die gegenwärtig vorhandenen

Empfindungen werden bewusst wahrgenommen, auch wenn sie nicht angenehm und entspannend sind. Es handelt sich dabei um keine passiv erduldende oder resignative Haltung, sondern um ein bewusstes Zulassen aller Erfahrungen. Unangenehme Empfindungen, Gefühle und Gedanken lösen sich dabei ohne gezielte Bemühungen auf. Unangenehme körperliche Zustände zu ertragen fällt leichter, wenn sie angenommen werden, denn ein Teil des Leidens besteht im Nicht-annehmen-Können des Soseins. Die Achtsamkeitstherapie, wie sie vom amerikanischen Verhaltensmediziner Jon Kabat-Zinn gegen Ende der 1970er-Jahre in die Psychotherapie eingeführt wurde, hat sich im Umgang mit zahlreichen körperlichen und psychischen Krankheiten als sehr wertvoll erwiesen, insbesondere auch bei Schmerzstörungen und stressbedingten Erkrankungen.

Eine Achtsamkeitstherapie stärkt bei krankheitsängstlichen Patienten die Fähigkeit, unangenehme Zustände besser als bisher auszuhalten. Es geht nicht darum, belastende Körperbeschwerden, unangenehme Gefühle und Angst machende Gedanken einfach »wegzumachen«, um nichts Störendes mehr zu erleben, sondern darum zu lernen, die jeweiligen Körperempfindungen, Gefühle und Gedanken besser zu tolerieren und zu akzeptieren. Die Betroffenen beobachten und beschreiben nur ihre körperlichen Empfindungen, ohne sie zu bewerten oder beeinflussen zu wollen. Sie verhalten sich dabei wie interessierte Wissenschaftler, die alles nur von außen registrieren, ohne gleich zu intervenieren. Sie machen dabei die wichtige Erfahrung, dass sie die Kontrolle über ihren Körper behalten und nicht von den jeweiligen Zuständen überschwemmt werden.

Bestimmte Übungen haben sich als besonders hilfreich erwiesen:
- *Achtsame Wahrnehmung des Körpers (Body-Scan).* Erforschen Sie im Rahmen einer »Körperreise« schrittweise Ihren ganzen Körper und achten Sie auf Ihr körperliches Befinden, ohne dieses ändern zu wollen. Legen Sie sich auf den Rücken, gehen Sie mit Ihrer Aufmerksamkeit jeden einzelnen Körperteil durch und erspüren Sie das jeweilige Körpergefühl. Konzentrieren Sie sich zuerst 2–3 Minuten lang auf Ihre Atmung, auf das Heben und Senken der Bauchdecke oder des Brustkorbs im Atemrhythmus, danach erforschen Sie sukzessive in achtsamer, nicht wertender Wahrnehmung die jeweiligen Körperempfindungen. Erspüren Sie der Reihe nach alle Körperteile wie Zehen, Füße, Beine, Becken, Schambeinbereich, Rücken, Bauch, Brustkorb, Schultern, Arme, Hände, Hals, Kopf und Gesicht, ohne

dabei bewusst etwas Positives wie Entspannung erreichen oder etwas Negatives wie körperliche Missempfindungen vermindern zu wollen. Wenn Sie einen bestimmten Körperteil gerade nicht spüren, ist auch dieses Nicht-Spüren durchaus in Ordnung. Nehmen Sie das bisher Angst machende Erleben einer Körperfunktion ohne Einflussnahme und Veränderungsabsicht akzeptierend hin, denn das ständige Ankämpfen dagegen erhöht Ihre körperliche und psychische Anspannung. Tolerieren Sie es auch, wenn Ihre Gedanken öfter abschweifen. Sie finden mühelos wieder zur Wahrnehmung Ihres Körpers zurück, wenn Sie Ihren Atem spüren und beobachten. Praktizieren Sie diese Übung täglich. Es geht dabei nicht in erster Linie um Ihre Entspannung (diese wird paradoxerweise ohne bewusstes Bemühen erreicht), sondern um Ihre akzeptierende Körperwahrnehmung ohne eine ständige ängstlich-kritische Bewertung Ihrer Befindlichkeit.

- *Achtsame Wahrnehmung von Körpersymptomen.* Beobachten Sie sich in derselben Weise, wenn Sie gerade sehr unangenehme körperliche Empfindungen wahrnehmen, die Sie bislang so gefürchtet haben. Nehmen Sie 15–20 Minuten lang wahr, wie bestimmte körperliche Symptome kommen, stärker werden und von allein wieder nachlassen, wie sie sich mit der Zeit in ihrer Qualität ändern oder vielleicht von anderen abgelöst werden. Auf diese Weise lernen Sie, Beschwerden wie Herzrasen, Beklemmungsgefühle im Brustkorb, Würgegefühle, Übelkeit, Harndrang, Schwindel oder Schmerzen besser als bisher auszuhalten.

- *Achtsame Wahrnehmung der momentanen Gedanken und Gefühle.* Wenn Sie unangenehme körperliche Zustände spüren, nehmen Sie Ihre damit einhergehenden momentanen Gedanken und Gefühle wahr, ohne sie als gut oder schlecht zu bewerten und ohne sie zu unterdrücken. Lassen Sie alles zu, was Ihnen durch den Kopf geht, und sagen Sie sich: »Das sind nur meine momentanen Gedanken, das sind nur meine derzeitigen Gefühle. Sie waren nicht immer da und werden nicht für immer bleiben, ich kann sie jetzt aushalten.« Beobachten Sie, wie sie dahinziehen wie die Wolken am Himmel.

- *Achtsame Vergegenwärtigung der Vergangenheit und der Zukunft.* Lassen Sie belastende Erfahrungen aus der Vergangenheit und bedrohliche Vorstellungen in Bezug auf die Zukunft zu, ohne Ihre Gedanken, Gefühle und Körperempfindungen kontrollieren zu wollen. Lassen Sie alles wie einen Film an sich vorbeiziehen, betrachten Sie den Ablauf dieses inneren Films so, als säßen Sie im Kino und verfolgten alles als unbeteiligter Zuschauer auf der Leinwand, ohne in das Geschehen eingreifen zu können. Oder stellen Sie sich vor, Sie säßen vor Ihrem Fernsehapparat zu Hause und schauten sich gerade einen Film über Ihr Leben an. Mit der Fernsteuerung können Sie jede Szene Ihres Lebens herbeiholen, anhalten und wieder weiterlaufen lassen. Sie beobachten sich dabei von außen: Sie sehen sich selbst im Bild, ohne dabei in die Szene so hineinzugeraten, als würden Sie alles neuerlich erleben. Diese Sichtweise schafft den nötigen Abstand zu Ihren Gefühlen und körperlichen Zuständen von damals und zu Ihren Sorgen über die Zukunft.

Aufmerksamkeitslenkung auf die Umgebung (Ablenkungsstrategien)

Erst wenn krankheitsängstliche Menschen durch ein Achtsamkeitstraining gelernt haben, unangenehme Zustände ohne ständiges Dagegen-Ankämpfen hinzunehmen, ist als zweite Strategie der Aufmerksamkeitslenkung ein bestimmtes Vorgehen sinnvoll, das oft als Mittel der ersten Wahl empfohlen wird, nämlich Ablenkung. Die Methode »Denk an etwas anderes, an etwas Schönes« kann erst in vollem Umfang funktionieren, wenn Sie nicht mehr so viel Energie zur Abwehr befürchteter Krankheiten benötigen. Wenn Ihnen die achtsame Zuwendung zu unangenehmen Körperempfindungen ohne Vermeidungstendenzen gelingt, können Sie auch Ablenkungsstrategien erfolgreich einsetzen:

- *Beobachtung der Umwelt.* Wenden Sie sich bei anhaltenden körperlichen Missempfindungen der Außenwelt zu, indem Sie aufmerksam beobachten, was gerade um Sie herum vorgeht. Was sehen, hören, spüren oder riechen Sie gerade? Was fällt Ihnen an dem Ort auf, an dem Sie sich gerade befinden? Was tun andere Menschen, wie ist die Natur, wie das Wetter?
- *Aktivität mit anderen Menschen.* Beginnen Sie ein Gespräch (kein Krankheitsthema!) mit anderen Menschen oder unternehmen Sie mit Verwandten oder Bekannten etwas, das Ihre ganze Aufmerksamkeit erfordert.
- *Aufgehen in einer Tätigkeit.* Das Wort *Flow* bezeichnet die allgemein menschliche Erfahrung, dass wir ganz im Erleben aufgehen, wenn wir von einer bestimmten Sache fasziniert sind. Wenn Sie sich vollständig auf eine angenehme Tätigkeit (Spiel, Sport, Musik, Tanz, Hobby, Sex, Essen) konzentrieren, verlieren Sie sich ganz darin, gehen völlig im Hier und Jetzt des momentanen sinnlichen Erlebens auf. In einem solchen Zustand höchster Aufmerksamkeit nehmen Sie sich

selbst gar nicht bewusst wahr. Sie beobachten sich nicht und denken nicht darüber nach, wie es Ihnen gerade geht. Während Sie in Ihre lustvolle Tätigkeit vertieft sind, vergehen Stunden wie Minuten. Sie können sogar bei anstrengenden Tätigkeiten vollständig entspannt sein, die andere Menschen als Belastung empfinden.

Schritt 5: Mentales Training – konfrontieren Sie sich in der Vorstellung mit Ihren schlimmsten Krankheitsängsten

Menschen mit Angstvorstellungen brechen ihren inneren Katastrophenfilm immer im Moment der größten Bedrohung ab. Sie glauben, dass sie die sonst auftauchenden Bilder nicht ertragen könnten. Eine mentale Konfrontation mit dem Worst-Case-Szenario enthält eine große Chance, chronische Krankheitsängste zu überwinden. Bei einer derartigen Sorgenkonfrontation sollen Sie sich Ihren schlimmsten Befürchtungen stellen: wie Sie sterben, lebenslang körperlich oder geistig behindert sind oder wie die anderen ohne Sie auskommen müssen. Das ist schwierig und wird Ihnen möglicherweise auch nur mit therapeutischer Begleitung gelingen. Doch Sie könnten eine Konfrontation zunächst einmal selbst versuchen. Die emotionale Auseinandersetzung mit zentralen existenziellen Themen, die Sie bislang durch Verleugnung, Verdrängung und beruhigende Scheinsicherheit aufgrund einer organischen Ausschlussdiagnostik zu bewältigen versucht haben, ist von großer Bedeutung für die Bewältigung Ihrer Krankheitsängste.

Vergegenwärtigen Sie sich in Ihrer Vorstellung, mithilfe Ihrer Sinne (Sehen, Hören, Spüren), möglichst lebhaft eine ganz bestimmte Krankheitsbefürchtung und spielen Sie diese in Gedanken in der Gegenwartsform durch (»Ich sehe jetzt ..., höre die Worte des Arztes ..., spüre ...«). Zur Intensivierung Ihrer Vorstellungen können Sie Ihre Krankheitsangst anschließend niederschreiben, in Form eines Bildes darstellen oder laut aussprechen und auf einem Tonträger aufnehmen. Zu einem späteren Zeitpunkt sollten Sie Ihre schlimmsten Befürchtungen immer wieder lesen oder anhören, um mit der Zeit besser damit umgehen zu lernen. Auf diese Weise stellen Sie sich ohne innere oder äußere Ablenkung immer wieder Ihren größten Gesundheitssorgen. Ablenkungsstrategien (an etwas anderes denken oder etwas anderes tun) sind schädlich, solange Sie nicht gelernt haben, sich Ihren Krankheitsängsten zu stellen. Beginnen Sie mit den leichter erträglichen Vorstellungen und gehen Sie erst später zu den stärker belastenden Vorstellungen über.

Der Prozess, sich in der Vorstellung mit Ihren schlimmsten Ängsten und Sorgen zu konfrontieren, aktiviert starke Gefühle und unangenehme körperliche Zustände. Aber Sie können dabei die heilsame Erfahrung machen, dass Sie Ihre emotionalen und körperlichen Reaktionen aushalten können und nicht ständig aus Angst davor Ihre Krankheitsbefürchtungen durch intensive Ablenkungsstrategien wegschieben müssen. Nur wenn Sie gelernt haben, sich dem Schlimmsten zuzuwenden, werden Ablenkungsstrategien in Form der Konzentration auf schöne Dinge anhaltende Wirkung zeigen.

Sie werden bald erkennen: Wenn Sie die bei der Sorgenkonfrontation auftretenden Gefühle und Körperreaktionen besser ertragen können, machen Ihnen Ihre unrealistischen Krankheitsbefürchtungen weniger Angst. Dann erst können Sie sich innerlich sagen: »Das sind ja nur Gedanken, es handelt sich dabei doch gar nicht um die Realität.«

Setzen Sie in regelmäßigen Abständen bestimmte Sorgenzeiten fest und gehen Sie im Laufe der Zeit in der beschriebenen Weise eine Krankheitsbefürchtung nach der anderen durch. Bleiben Sie mit Ihrer ganzen Konzentration – ohne innere Ablenkung durch andere Gedanken und ohne äußere Ablenkung durch andere Tätigkeiten – bei der jeweiligen Krankheitsangst. Beenden Sie jede Übung erst dann, wenn Sie mit Ihren Befürchtungen besser umgehen können. Andernfalls bestätigen Sie sich nur selbst darin, dass Ihre Krankheitsängste nicht zu bewältigen sind.

Die klinische Erfahrung zeigt, dass Betroffene mithilfe derartiger Vorstellungsübungen nach anfänglich starker Belastung eine wohltuende emotionale Entladung erleben. Es wird ihnen auf diese Weise anschaulich bewusst, vor welchen Bedrohungen sie sich wirklich fürchten: vor dem Tod, vor der Trennung von geliebten Menschen, vor Hilflosigkeit und Schmerzen oder anderen Gefährdungen. Veränderte Sichtweisen führen plötzlich zu neuen Bewältigungsstrategien von Krankheitsängsten.

Wenn es bei sehr belastenden Vorstellungen für Sie eine Erleichterung bedeutet, darf anfangs in einem Nebenraum eine Vertrauensperson anwesend sein, mit der Sie sich später austauschen können.

Mentale Konfrontation mit einer schweren Erkrankung

Müssen Sie bei jedem Gedanken an eine mögliche Krankheit gleich zum Arzt gehen, weil Sie einen schlimmen Ausgang befürchten? Dann sollten Sie derartige Ängste einmal bewusst zu Ende denken.

- Stellen Sie sich der Reihe nach drei verschiedene gefürchtete Krankheiten vor, die Sie auf keinen Fall bekommen möchten, und malen Sie sich bildhaft deren typischen Verlauf aus. Was genau fürchten Sie jeweils am meisten?
- Stellen Sie sich im Fall einer schweren Krankheit ganz konkret vor, wie Sie damit umgehen würden. Was würden Sie tun, um diese Bedrohung zu bewältigen und zu überleben?
- Stellen Sie sich im Fall von Ängsten vor Verseuchung vor, dass Sie sich zukünftig nicht mehr zwanghaft waschen und reinigen (etwa wenn Sie bestimmten gefürchteten Substanzen ausgesetzt sind, die auch anderen Menschen keinen Schaden zufügen). Welche Gedanken, Bilder und körperlichen Zustände müssen Sie lernen auszuhalten, wenn Sie Ihren Zwängen nicht mehr nachgeben?

Gehören Sie zu jenen krankheitsängstlichen Menschen, die von einer Krankheitsangst zur nächsten übergehen, wenn die eine Befürchtung plötzlich zu belastend wird? Auf diese Weise bewältigen Sie keine Ihrer Krankheitssorgen, denn Sie weichen einer Krankheitsangst nur durch die nächste aus, ohne sich irgendeiner wirklich zu stellen. Das ständige Pendeln zwischen Ihren Krankheitsbefürchtungen hat die Funktion, keinem Gedanken die Zeit zu geben, sich zu einem bedrohlichen Bild zu konkretisieren, das Sie aufwühlen könnte. Dem entgegenzuwirken ist der Sinn des mentalen Zu-Ende-Denkens Ihrer Krankheitsbefürchtungen: Sie lernen, die aufkommenden bildhaften Vorstellungen besser als bisher zu ertragen – mit allen damit verbundenen Gefühlen und körperlichen Zuständen.

Mentale Konfrontation mit dem eigenen Tod

Kostet Sie die ständige Verdrängung der Endlichkeit Ihres Lebens bald mehr Kraft als die offene Auseinandersetzung damit? Dann sollten Sie dem Tod mutig ins Angesicht blicken, und zwar in Form bestimmter Übungen – allerdings nur dann, wenn Sie nicht gerade in einer depressiven Phase sind und derzeit nicht von einer schweren körperlichen Erkrankung betroffen sind.

- Stellen Sie sich Ihren eigenen Tod im Detail so vor, wie Sie ihn am meisten fürchten. Spielen Sie verschiedene Todesursachen (Krebs, Herzinfarkt und Schlaganfall) in lebendiger Weise durch. Vergegenwärtigen Sie sich dabei die wahrscheinlichen körperlichen Zustände, Gefühle und Gedanken. Wenn Sie mutig genug sind, beschreiben Sie den Sterbevorgang in der Ich- und Gegenwartsform, d. h. so, als ob der Tod eben eintreten würde.

- Bringen Sie in ähnlicher Weise Ihre schlimmsten Todesängste zu Papier und lesen Sie sich diesen Text im Laufe der Zeit mehrfach laut vor. Sie können den Text auch auf einem Tonträger festhalten und ihn sich immer wieder anhören. Es geht bei dieser Übung nicht darum, dem gefürchteten Todesereignis ohne Emotionen entgegenzublicken, sondern darum, die Vorstellung davon besser zuzulassen und zu lernen, sie ohne Kraft raubende Gegenwehr zu ertragen – nach dem Motto: »Das ist nur ein Gedanke, nur eine Vorstellung.«
- Stellen Sie sich Ihren Tod so vor, wie Sie ihn sich wünschen. Besprechen Sie mit Ihrem Partner oder anderen Vertrauenspersonen Ihre Todesvorstellungen.
- Schreiben Sie einen ausführlichen Nachruf auf sich, in der Vorstellung, Sie seien gestern gestorben, und der Nachruf sollte in Ihrer Lokalzeitung veröffentlicht werden.
- Schreiben Sie einen Brief an Ihre Angehörigen mit dem Inhalt, was Sie diesen in Ihrer Todesstunde noch mitteilen möchten. Stellen Sie sich Ihren Tod vor: in einem Jahr, in fünf Jahren, in 30 oder 40 Jahren oder später. Welchen Einfluss hat dies auf Ihre Mitteilungen an andere?
- Verfassen Sie ein Testament mit allen Details, inklusive Begräbnisfeierlichkeiten und Grabgestaltung. Worauf kommt es Ihnen dabei besonders an?
- Stellen Sie sich vor, Sie könnten bei Ihrem eigenen Begräbnis dabei sein. Was möchten Sie von den Hinterbliebenen gern hören? Was könnte der eine oder andere, der beim Begräbnis dabei ist, zumindest insgeheim in kritischer Weise über Sie denken?
- Stellen Sie sich bewusst und intensiv vor, wie – je nach Ihren Auffassungen – mit dem Tod alles aus ist oder wie es danach weitergehen wird.

Diese Übungen sollen Sie ermutigen, die Chancen des Lebens wahrzunehmen, statt sich von Ihrer ständigen Todesfurcht lähmen zu lassen und am Leben vorbeizugehen. Sie sollen Ihnen zu Erkenntnissen und Erfahrungen verhelfen, wie sie für viele Menschen typisch sind, die einer unmittelbaren Todesbedrohung (durch Krebs, einen Unfall oder Überfall) ausgesetzt waren. Angesichts der Endlichkeit des Lebens lernen Sie,

- zwischen wesentlichen und unwesentlichen Dingen zu unterscheiden, um das Wichtige zu tun und das Unwichtige beiseitezulassen,
- im Hier und Jetzt zu bleiben, um das Leben im Augenblick zu genießen,
- jeden einzelnen Tag und jede Zeit des Jahres bewusst wahrzunehmen, um sich daran zu erfreuen,
- mehr für Ihre Angehörigen da zu sein, um das zu tun und zu erleben, was Sie und Ihre Lieben glücklich macht,
- Ihre Gesundheit aktiv zu erhalten, anstatt ein gesundheitsschädliches Leben zu führen.

Schritt 6: Konfrontation – stellen Sie sich in der Realität Ihren Krankheitsängsten

Menschen mit einer Krankheitsphobie weichen innerlich und äußerlich allem aus, was sie beunruhigen und ihre latenten Krankheitsängste auslösen könnte. Menschen mit hypochondrischen Befürchtungen beschäftigen sich zwar ständig mit ihren an sich harmlosen Körpersymptomen, neigen jedoch ebenfalls zu einer abwehrenden Haltung nach dem Motto: »Hoffentlich ist diese Empfindung kein Anzeichen einer gefährlichen Krankheit.« Aus der Angstforschung und der Angstbehandlung ist bekannt, dass ein chronisches Vermeidungsverhalten Ängste und Phobien verschlimmert. Wann und in welcher Weise vermeiden Sie bestimmte Themen, Situationen und Aktivitäten?

Krankheitsphobische und hypochondrische Menschen müssen lernen, mit ihren Befürchtungen konstruktiver als bisher umzugehen. Sie müssen lernen, der Angst ins Angesicht zu blicken, ohne jede Vermeidung und Ablenkung.

Drei Formen der *Konfrontation* sind hilfreich:
- Konfrontation mit realen Situationen, die mit Krankheit oder Tod zu tun haben (Krankenhaus, Friedhof, Berichte über gefährliche Krankheiten),
- Konfrontation mit körperlichen Empfindungen, die Krankheitsängste auslösen (Herzrasen, Atemnot, Schwindel),
- Konfrontation mit Bildern und Vorstellungen, die Befürchtungen zum Inhalt haben (Vorstellungen vom eigenen Tod, von schweren Erkrankungen); diese Konfrontation wurde in Schritt 5 (Mentales Training) bereits durchgeführt.

Man unterscheidet zwischen einer gestuften, graduierten Konfrontation (langsame Gewöhnung an Angst machende Reize) und einer nicht-gestuften, massierten Konfrontation ohne jedes Vermeidungsverhalten (Angstüberflutung durch rasche Konfrontation mit den am meisten Angst machenden Reizen). Je nach Person und Problembereich kann somit eine unterschiedlich rasche oder intensive Auseinandersetzung mit den Krankheitsängsten erfolgen.

Beobachtung der Vorgänge des vegetativen Nervensystems

Eine ängstlich-kritische Körperbeobachtung führt oft zu einer Störung des vegetativen Nervensystems. Horchen Sie doch einmal ganz bewusst in sich hinein, um die bislang gefürchteten körperlichen Zustände absichtlich herbeizuführen. Bestimmte harmlose Experimente können Sie für die Zusammenhänge zwischen Körper und Seele sensibilisieren:

- Konzentration auf den *Schluckvorgang*. Beobachten Sie sich, während Sie fünfmal hintereinander schlucken. Wie bilden und schlucken Sie Ihren Speichel? Welche Empfindungen haben Sie, wenn Sie fünfmal schnell hintereinander schlucken?
- Konzentration auf den *Herzrhythmus*. Beobachten Sie, wie Ihr Herz schlägt, und spüren Sie den Pulsschlag an verschiedenen Stellen Ihres Körpers. Vergegenwärtigen Sie sich schließlich, wie Ihr Herz schneller zu schlagen beginnt oder gar unrhythmisch wird. Bemerken Sie Ihren Einfluss auf Ihren Puls?
- Konzentration auf den *Blutdruck*. Beobachten Sie sich, um festzustellen, ob Ihr Blutdruck gerade im Ansteigen oder Abfallen begriffen ist. Welche Befürchtungen treten dabei auf?
- Konzentration auf den *Atemvorgang*. Beobachten Sie, wie Sie ein- und ausatmen, ob Sie richtig atmen, ob Sie ein Beklemmungsgefühl im Brustkorb oder ein Engegefühl in der Kehle haben. Was fällt Ihnen dabei auf?
- Konzentration auf die *Verdauungs- und Ausscheidungsfunktionen*. Konzentrieren Sie sich intensiv auf Ihren Magen, Ihren Darm oder Ihre Blase und nehmen Sie die momentanen Empfindungen wahr. Spüren Sie den Druck Ihrer Blase und stellen Sie sich vor, wie Sie dringend eine Toilette aufsuchen müssen, aber es ist gerade keine in der Nähe.
- Konzentration auf bestimmte *Hautempfindungen*. Suchen Sie nach Missempfindungen auf Ihrer Haut. Spüren Sie irgendwo ein Kribbeln, Brennen, Jucken, Stechen, Ziehen oder eine unangenehme

Wärme oder Kälte? Fühlt sich die linke Körperseite anders an als die rechte?

- Konzentration auf den *Lidschlag*. Schließen Sie relativ selten oder eher oft die Augen? Versuchen Sie, seltener zu blinzeln, und halten Sie Ihre Augen für längere Zeit offen. Was fällt Ihnen dabei auf?

Beobachtung der Vorgänge des motorischen Nervensystems

Schauen Sie sich bewusst bei Ihrer Bewegung und sinnlichen Wahrnehmung zu:

- Konzentration auf das *Gehen und Stehen*. Wie sehr fühlen Sie sich »im Gleichgewicht«, wenn Sie sich aus Angst vor Schwindel und Umfallen im ganzen Körper anspannen?
- Konzentration auf eine *muskuläre Anspannung*. Spannen Sie Ihre rechte Hand an und beobachten Sie, wie Sie sichtbar leicht zittern. Sie können Ihre Anspannung erhöhen, wenn Sie nach dem Einatmen auch noch den Atem anhalten.
- Konzentration auf den jeweiligen *Wahrnehmungsvorgang*. Fixieren Sie einen Gegenstand so lange, bis er sich zu bewegen beginnt oder Ihnen schwindlig wird. Hören Sie Ihre Ohrgeräusche oder bestimmte Geräusche und Lärmquellen Ihrer Umgebung. Spüren Sie die Empfindungen auf der Haut Ihres Körpers. Was fällt Ihnen dabei auf?

Konfrontation mit befürchteten Körpersymptomen

Die folgenden Übungen sollten Sie nur bei körperlicher Gesundheit und nach Absprache mit Ihrem Arzt durchführen – also etwa keine Hyperventilationsübung beispielsweise bei Asthma, Epilepsie oder koronarer Herzkrankheit:

- Hyperventilieren Sie eine Minute lang, indem Sie pro Sekunde einmal atmen (d. h. 60 Atemzüge pro Minute), und beobachten Sie die dabei auftretenden, an sich harmlosen Symptome (Mundtrockenheit, Benommenheit, Ohrensausen, Zittern, Atemnot).
- Machen Sie Kniebeugen, gehen Sie rasch eine Treppe hinauf oder laufen Sie eine kurze Strecke, um zu lernen, Herzklopfen und Herzrasen als normale Empfindungen auszuhalten. Tolerieren Sie eine Zeit lang einen Puls um 130 als Folge körperlicher Betätigung.
- Drehen Sie sich rasch im Kreis oder richten Sie sich aus gebeugter Haltung rasch auf, um zu lernen, Schwindel und Übelkeit besser zu tolerieren.

- Trinken Sie bewusst Kaffee oder ein Glas Alkohol, wenn Sie dadurch gefürchtete körperliche Symptome bekommen.
- Gehen Sie, wenn es aus ärztlicher Sicht unbedenklich ist, in eine Sauna oder ziehen Sie sich einmal bewusst zu warm an, um zu lernen, das Gefühl von Hitze besser zu ertragen.
- Essen Sie bewusst an sich gesunde Nahrungsmittel, vor denen Sie sich bislang gefürchtet haben, zumindest in geringen Mengen, um deren Harmlosigkeit zu testen oder zu lernen, leichtere körperliche Reaktionen (etwa Blähungen) besser auszuhalten.

Konfrontation mit gefürchteten Situationen

Bei einer Konfrontation ist folgendes Vorgehen wichtig: Stellen Sie sich allen Situationen so lange, bis Ihre Angst nach einer Zeit der Gewöhnung von allein wieder abnimmt. Fliehen Sie nicht im Moment der größten Angst, weil Sie dann nicht die Erfahrung machen können, dass Ihre Befürchtungen zu bewältigen sind. Setzen Sie sich gefürchteten Situationen wiederholt aus, um das immer raschere Verschwinden Ihrer Angst zu erleben. Wenn Sie eine bestimmte Situation doch nicht bis zum Ende durchstehen, versuchen Sie einen Teilerfolg zu erzielen und wiederholen Sie die Übung zu einem späteren Zeitpunkt. Beginnen Sie die Konfrontation mit leichteren Aufgabenstellungen, um durch Erfolgserlebnisse zu weiteren Fortschritten ermutigt zu werden. Was sind typische Situationen, die Sie als krankheitsphobische Persönlichkeit am liebsten meiden möchten?

Folgende Übungen sind für krankheitsphobische Menschen mit ausgeprägtem Vermeidungsverhalten bestimmt:
- Suchen Sie bewusst Krankenhäuser auf und beobachten Sie schwer kranke Patienten.
- Besuchen Sie – sofern aus ärztlicher Sicht unbedenklich – einen kranken Bekannten oder Verwandten zu Hause oder im Krankenhaus.
- Nehmen Sie an einer Gesundenuntersuchung teil und lassen Sie sich zusätzlich bezüglich jener Erkrankungsrisiken untersuchen, die angesichts Ihres Alters und der Krankheiten Ihrer Angehörigen tatsächlich gegeben sind.
- Konfrontieren Sie sich ausführlich mit Informationen über bestimmte gefürchtete Krankheiten (Krebs, Aids, Herzinfarkt, Schlaganfall, Magen-Darmerkrankungen) in allen Medien (Fernsehen, Internet, Bücher, Broschüren, Zeitungen und Zeitschriften).
- Stellen Sie sich bei einer Zwangsstörung allen möglichen gefürchte-

ten Situationen, in denen Sie »verseucht« werden könnten, und verzichten Sie danach auf Händewaschen, Duschen, Umkleiden und das Reinigen der Wohnung. Akzeptieren Sie die erwartete psychische und körperliche Anspannung. Sie wird vorübergehen, und Sie werden schließlich erleben, dass die gefürchteten Substanzen ungefährlich sind. Wenn Ihnen das trotz mehrerer Versuche nicht gelingt, brauchen Sie unbedingt eine Verhaltenstherapie aufgrund einer ausgeprägten Zwangsstörung.

- Unternehmen Sie eine Reise in ein anderes Land, wenn Sie befürchten, dort unbekannten, nicht vertrauenswürdigen Ärzten und Krankenhäusern ausgeliefert zu sein.

Wenn Sie noch keine reale Konfrontation mit derartigen Situationen wagen, stellen Sie sich allen Befürchtungen in Form einer mentalen Konfrontation, um zuerst einmal in der Vorstellung besser damit umgehen zu lernen.

Konfrontation mit der Todesthematik

Konfrontieren Sie sich mit Situationen, die mit dem Tod zu tun haben:

- Besuchen Sie Friedhöfe und lesen Sie die Grabinschriften.
- Lesen Sie eine Zeit lang die Todesanzeigen in der Lokalzeitung und die ausgehängten Totenzettel bei Bestattungsinstituten.
- Nehmen Sie an Begräbnissen von Menschen teil, die Sie gar nicht gekannt haben.
- Legen Sie fest, an welchem Ort und in welchem Grab Sie einmal begraben werden möchten, besuchen Sie dann diesen Ort und stellen Sie sich vor, wie Sie vor Ihrem eigenen Grab stehen.

Schritt 7: Gesundheitstraining – fördern Sie Ihre körperliche und seelische Gesundheit

Menschen mit Krankheitsängsten kämpfen zu heftig gegen ihre Symptome und Beschwerden an. Jeder »Leidende« – das deutsche Wort für »Patient« – möchte verständlicherweise seine Beschwerden möglichst schnell loswerden. Doch bedenken Sie: Dass das Negative weniger wird, ist nur der erste Schritt auf dem Weg zum Wohlbefinden; dass das Positive durch aktives Handeln mehr wird, macht erst eine gute Lebensqualität aus.

Worin besteht für Sie ein gesundes und glückliches Leben? Welche Ziele möchten Sie kurz-, mittel- und langfristig erreichen? Welche Aktivitäten sollten Sie ausbauen, um ein zufriedenstellendes Leben führen zu können?

Die Weisheit »Lebe so, als ob jeder Tag dein letzter wäre« beruht nicht auf der Angst vor dem Tod, sondern auf der Erkenntnis, dass alles Gute und Schöne jetzt, in diesem Augenblick, getan und erlebt werden soll – nicht weil es morgen schon zu spät sein könnte, sondern weil Sie heute die Chance auf eine Lebensbereicherung nutzen sollten.

Unter dem Aspekt eines *Gesundheitstrainings* fassen wir alle möglichen Hilfestellungen zusammen, die der körperlichen und psychischen Gesundheit dienen. Überlegen Sie, was auch Ihnen zusätzlich noch helfen könnte, mit Ihren Krankheitsängsten besser zurechtzukommen.

Achten Sie auf Ihre körperliche Gesundheit

- *Ernährungstraining.* Ernähren Sie sich gesund, trinken Sie ausreichend und verzichten Sie auf einen über die Jahre schädlichen Gebrauch von Genussmitteln. Bei ausgewogener Ernährung brauchen Sie keine Unmengen an Nahrungsergänzungsmitteln, zusätzlichen Vitaminen und sonstigen Mitteln aus der Apotheke oder dem Reformhaus.
- *Aktivitätstraining (Sport- und Bewegungstherapie).* Achten Sie auf ausreichende Bewegung, vor allem bei sitzender Tätigkeit, und betreiben Sie Ausdauersportarten wie Wandern, Laufen, Radfahren, Schwimmen oder Ski-Langlauf. Ein körperliches Aktivierungsprogramm in mehreren Stufen sollten Sie sich vor allem auch nach einem längeren krankheitsängstlichen Schonverhalten verordnen.
- *Entspannungstraining.* Entspannungstechniken wie progressive Muskelentspannung, autogenes Training, Atemtechniken, Yoga und Biofeedback-Training können Ihre Anspannung ebenso erfolgreich vermindern wie die chinesischen Bewegungstechniken Tai Chi und Qi Gong.

Achten Sie auf Ihre seelische Gesundheit

- *Emotionstraining.* Erkennen Sie unangenehme Gefühle, vor allem Angst, Ärger, Wut und Traurigkeit, als Auslöser für vegetative Beschwerden wie etwa Herzrasen, überhöhten Blutdruck, Atembeschwerden oder Verdauungsstörungen. Bringen Sie Ihre Gefühle zum Ausdruck, um eine körperliche Daueranspannung zu verhindern.

Häufig besteht ein Zwiespalt zwischen Wünschen und Gefühlen, nach dem Motto: »Einerseits mag ich meinen Partner, andererseits halte ich ihn bald nicht mehr aus«, oder: »Einerseits gefällt mir meine Arbeit, andererseits fühle ich mich dadurch völlig überlastet.« Eine derartige gefühlsmäßige Ambivalenz kann zu körperlichen Symptomen führen (Herzrhythmusstörungen, Blutdruckschwankungen, Schwindel, Beklemmungsgefühlen, Verdauungsbeschwerden, Schlafstörung). Widerstehen Sie der Versuchung, sich dann in hypochondrischer Weise dem eigenen Körper zuzuwenden, stellen Sie sich vielmehr der Aufgabe, Ihren emotionalen Konflikt durch eine längst fällige Entscheidung zu lösen.

• *Soziales Kompetenztraining.* Wenn Sie dazu neigen, aus Angst vor Liebesverlust oder aus Furcht vor Konflikten stets nachzugeben, sollten Sie lernen, Kritik und Wünsche zu äußern und sich von der Kritik anderer nicht einschüchtern zu lassen. »Sich seiner selbst bewusst zu sein« besagt, die eigenen Gefühle und Bedürfnisse wahrzunehmen und gegenüber anderen zum Ausdruck zu bringen. Selbstsicherheit bedeutet, dass Sie Ihre Rechte und Interessen wahren, ohne deswegen die Rechte der anderen zu verletzen. Kämpfen Sie dabei nicht so sehr gegen andere, sondern für sich selbst, für die Realisierung Ihrer Wünsche. Fühlen Sie sich oft als Opfer der anderen? Dann überlegen Sie, was Sie tun können, um im positiven Sinn zum Täter, d. h. zum Handelnden, zu werden. Geben Sie nicht den anderen die Schuld an Ihrem Schicksal; Sie machen diese dadurch nur noch mächtiger. Übernehmen Sie vielmehr die Verantwortung für Ihr Leben und tun Sie das, was für Sie gut ist.

• *Stressbewältigungstraining.* Lassen Sie sich nicht vom Alltagsstress und von Ihren Leistungsansprüchen körperlich und seelisch fertigmachen. Gehen Sie nach einem Plan vor, um sich vor permanenter Überforderung zu schützen, und machen Sie Abstriche und Pausen, um auch zukünftig fit zu bleiben. Krank machend ist oft nicht der Stress an sich, sondern das Gefühl, nicht mehr die Kontrolle über die private oder berufliche Lebenssituation zu haben. Überlegen Sie, wie Sie wieder mehr Einfluss auf Ihre Lebensumstände bekommen und zu mehr Selbstwirksamkeit finden können, anstatt lediglich zu lernen, sich mit dem Status quo abzufinden und das auf Dauer Unerträgliche besser auszuhalten.

• *Genusstraining.* Finden Sie heraus, was Ihnen guttut, und lernen Sie, die Dinge des Lebens mit allen Sinnen zu genießen. Derselbe Körper, der Ihnen mit verschiedenen Beschwerden oft Angst macht, hat auch Ihre wohlwollende Zuwendung verdient. Wenn Sie Ihren Körper verwöhnen, gehen Sie schließlich mit sich selbst liebevoller um.

Beugen Sie einem Rückfall vor

- *Rückfalltraining.* Bereiten Sie sich auf mögliche Rückfälle vor. Was können Sie aus Ihren früheren Phasen von Krankheitsangst lernen? Welche zukünftigen Auslöser für erneute Krankheitsängste können Sie sich vorstellen? Partnerschaftlicher, familiärer oder beruflicher Stress kommt als Auslöser ebenso in Frage wie ein Stimmungstief, ein Erschöpfungszustand, eine vorübergehende körperliche Erkrankung oder eine schwere Krankheit in Ihrem sozialen Umfeld.
- *Psychotherapie.* Wenn Sie mithilfe dieses Buches Ihre Krankheitsängste nicht in den Griff bekommen, sollten Sie eine Psychotherapie beginnen. Legen Sie dabei im Bedarfsfall auch auf die Einbeziehung von Angehörigen Wert – einerseits, um Ihre Rückversicherungstendenzen und die gutgemeinten, am Ende aber krankheitsverstärkenden Beruhigungsversuche Ihrer Verwandten zu unterbrechen, andererseits, um zunehmende familiäre Belastungen durch Ihre Krankheitsängste zu vermindern. Wenn partnerschaftliche oder familiäre Konflikte zu anhaltenden körperlichen Symptomen führen, die Sie krankheitsängstlich als gefährlich fehlinterpretieren, sollten Sie an einer Partner- oder Familientherapie zur Klärung der anstehenden Probleme teilnehmen. Im Fall einer körperlichen oder sexuellen Traumatisierung oder einer früheren Lebensbedrohung durch Unfall oder schwere Krankheit sollten Sie eine traumazentrierte Psychotherapie machen.
- *Psychopharmakotherapie.* In bestimmten Fällen, vor allem bei einer gleichzeitig gegebenen Angststörung, Zwangsstörung oder depressiven Episode, ist die Einnahme eines Antidepressivums hilfreich. Auf diese Weise kann eine allgemeine psychische Stabilisierung erreicht werden, wodurch ausufernden Krankheitsängsten gleichsam der Boden entzogen wird. Auch bei unzureichendem Psychotherapieerfolg sollte die Chance auf eine Besserung durch ein vom Arzt verschriebenes Antidepressivum genutzt werden. Langfristig abhängig machende Beruhigungsmittel (Tranquilizer) sind dagegen bei chronischen Krankheitsängsten keine geeignete Behandlungsmethode.

Ratschläge für Angehörige – damit das Familienleben nicht zum Albtraum wird

> *Von dem, der mit dieser Krankheit behaftet, und so lange er es ist, kann man nicht verlangen, er solle seiner krankhaften Gefühle durch den bloßen Vorsatz Meister werden. Denn, wenn er dieses könnte, so wäre er nicht hypochondrisch!*
>
> *Immanuel Kant*

Krankheitsängstliche Menschen wenden sich im Laufe der Zeit immer stärker an Verwandte und Bekannte. Durch Gespräche versuchen sie, ihre Befürchtungen und körperlichen Anspannungszustände abzumildern. Aber trotz aller Beruhigungsversuche von Seiten der Angehörigen ufern Krankheitsängste immer mehr aus und beherrschen bald das ganze Familienleben. Angehörige und Bekannte von krankheitsängstlichen Menschen sollten daher – nicht zuletzt zu ihrem eigenen Wohl – folgende Ratschläge beherzigen:

- Übertragen Sie dem krankheitsängstlichen Partner, Kind oder Elternteil mehr Verantwortung für seine Gesundheit und übernehmen Sie selbst nicht zu viel Verantwortung für sein Wohlergehen, sonst wird er immer mehr von Ihnen abhängig.
- Unterstützen Sie die krankheitsfixierte Einstellung Ihres Familienmitglieds nicht dadurch, dass Sie für es Arzttermine ausmachen, Apothekenbesuche erledigen, unnötige »Krankentransporte« übernehmen oder die Wohnung wie ein Lazarett einrichten.
- Weigern Sie sich, bestimmte krankheitsbezogene Fragen zu beantworten, die Sie bereits mehrfach beantwortet haben. Verweisen Sie darauf, dass Sie schon wiederholt dazu Stellung genommen und dem nichts hinzufügen haben und lieber über andere Themen sprechen möchten. Betonen Sie, dass Sie Ihrem Angehörigen auf diese Weise helfen möchten, aus eigener Kraft mehr Vertrauen zu seinem Körper zu gewinnen.
- Bringen Sie andere Themen in Gespräche ein oder schlagen Sie gemeinsame Aktivitäten vor, wenn sich das ganze häusliche Leben zu sehr um gefürchtete Krankheiten dreht. Wenn Ihnen krankheitsbezogene Themen dennoch aufgedrängt werden und Sie die angeführten Grundsätze schwer einhalten können (aus Mitleid oder Fürsorge),

dann vereinbaren Sie, nur zu bestimmten vorher vereinbarten Zeiten und für einen genau definierten Zeitraum darüber zu sprechen.

- Treffen Sie darüber hinaus weitere grundsätzliche Vereinbarungen, wie Sie und der Betroffene vorgehen möchten, wenn erneut krankheitsbezogene Themen alle Gespräche und das Zusammenleben dominieren (Festhalten an vereinbarten Freizeitaktivitäten trotz Krankheitsängsten).

- Lassen Sie sich nicht in das krankheitsängstliche Verhalten hineinziehen, etwa in der Form, dass Sie tun müssen, was er/sie verlangt (öfter Hände waschen, die Kleidung wechseln, die Wohnung von vermeintlicher Verseuchung reinigen, auf bestimmte objektiv unschädliche Nahrungsmittel verzichten). Wenn er/sie dennoch darauf beharrt, bestehen Sie auf einer Behandlung – unter Einbeziehung Ihrer Person – bei einem erfahrenen Psychotherapeuten.

- Verweisen Sie darauf, dass anhaltende, schwere Krankheitsängste behandlungsbedürftig sind, und erklären Sie ganz offen, dass Sie nicht die Funktion eines Ersatztherapeuten oder eines Notarztes übernehmen möchten. Versichern Sie dem Betroffenen aber auch, dass Sie ihn weiterhin respektieren und lieben, ihn mittlerweile auch besser verstehen, aber trotz allem nicht therapieren können.

- Wenn Sie als Angehöriger nach dem bedenklichen Motto leben: »Ich bin nur so viel wert, wie ich für andere wert bin«, sollten Sie Ihr Selbstwertgefühl zukünftig nicht mehr einseitig auf die Fürsorge für Ihren krankheitsängstlichen Angehörigen gründen. Machen Sie Ihren Selbstwert nicht davon abhängig, dass Sie als Ersatztherapeut gebraucht werden.

- Wenn beide Teile dazu bereit sind, können Sie sich mit Ihrem krankheitsängstlichen Familienmitglied auch über die Ergebnisse aus den verschiedenen Fragebögen austauschen und auf diese Weise ein besseres Verständnis der Krankheitsängste erlangen.

Ratschläge für Ärzte – weniger ist mehr

Ein Krankenhaus ist ein schlechter Ort für Hypochonder. Sie haben zu viel Zeit, um über ihre Beschwerden zu grübeln, und ihre Stationsgefährten leiden an wirklichen Krankheiten, sodass sie vermeintlich an allen Symptomen zu leiden beginnen, von denen sie hören. Die beste Kur ist sicherlich ... die Ertüchtigung von Körper und Seele. Ich glaube, es wird für ihn besser sein, zu seiner früheren Tätigkeit zurückzukehren statt zu der Behandlung, die er während seines Aufenthalts im Hospital erhalten hat.

Andrew Duncan, schottischer Arzt, über einen Hypochonder (Ende des 18. Jh.)

Für Ärzte haben sich folgende Ratschläge im Umgang mit krankheitsängstlichen Patienten bewährt:

• Erheben und untersuchen Sie möglichst vollständig alle körperlichen und psychischen Symptome, aber nicht ständig von Neuem, wenn es sich in kurzer Zeit immer wieder um dieselben Beschwerden ohne ersichtliche Veränderungen handelt.

• Verzichten Sie nach ausreichender Abklärung auf weitere Untersuchungen, Eingriffe und Verordnungen von Medikamenten. Sie fixieren dadurch den Patienten nur auf ein organisches Erklärungsmodell seiner Beschwerden.

• Bieten Sie möglichst früh mehrere Erklärungsmöglichkeiten dafür an, dass die Symptome keine schwere Erkrankung anzeigen. Stellen Sie eine mögliche Verbindung zu Stress, Angst oder Depression her und weisen Sie darauf hin, dass nicht der Körper, sondern die Wahrnehmung der verschiedenen Körpervorgänge gestört ist.

• Fühlen Sie sich in die Gesundheitssorgen und Krankheitsängste Ihres Patienten ein, ohne ihn ständig überzeugen zu wollen, dass er ein »eingebildeter Kranker« sei. Verzichten Sie auf das »Ausreden« der Symptome (»Sie haben nichts, glauben Sie es mir doch endlich«) zugunsten einer einfühlenden und verständnisvollen Gesprächsführung (»Ihre körperlichen Beschwerden spiegeln wohl Ihre momentane berufliche und familiäre Belastung wider«).

• Sagen Sie dem Patienten, dass Sie ihm seine Beschwerden wirklich glauben, und zeigen Sie Verständnis für seinen Leidensdruck, der sich in seinen konkreten Ängsten, Überzeugungen und subjektiv erlebten Beeinträchtigungen äußert.

- Fragen Sie häufiger nach, ob der Patient Ihre Ausführungen verstanden hat, und lassen Sie ihn das Gespräch zusammenfassen, um Fehlinterpretationen zu vermeiden.

- Verringern Sie das häufige »Doctor-Shopping« Ihres Patienten, indem Sie eine tragfähige Beziehung aufbauen und eine verständnisvolle und akzeptierende Haltung an den Tag legen. Hören Sie Ihrem Patienten zu, auch wenn Sie wenig Zeit haben, sonst wird er seine Beschwerden und Befürchtungen immer wieder neuen Ärzten mitteilen.

- Tragen Sie zur Verbesserung des Informationsstandes und Informationsflusses mit anderen Ärzten und mit dem Psychotherapeuten Ihres Patienten bei, indem Sie mit diesen Fachleuten Kontakt aufnehmen.

- Widerstehen Sie Rückversicherungsfragen des Patienten, indem Sie ihn darauf hinweisen, dass Sie schon früher alles zu seinen Beschwerden gesagt haben, und fördern Sie sein Vertrauen in seinen Körper.

- Vereinbaren Sie regelmäßige Termine für Nachuntersuchungen in festgesetzten Zeitintervallen (etwa alle 3–6 Monate), damit sich der Patient nicht mit einem Symptom Zutritt zu Ihrer Praxis verschaffen muss, sondern vielmehr erlebt, dass Sie sich für ihn auch als gesunden Menschen interessieren.

- Motivieren Sie den Patienten zu einer gesunden Lebensführung und verhindern Sie ein inadäquates Schonverhalten, indem Sie ihn zu einem Aktivitätsaufbau in mehreren Stufen und ausreichender körperlicher Betätigung anregen.

Persönliches Schlusswort

Wir möchten durch dieses Buch das Verständnis für Krankheitsängste fördern – bei Betroffenen und deren Angehörigen ebenso wie bei Fachleuten und sonstigen Interessierten. Darüber hinaus haben wir uns bemüht, konkrete Hilfestellungen im Umgang mit Krankheitsängsten anzubieten.

Jeder von uns kann irgendwann einmal im Leben eine Zeit lang Angst vor einer bedrohlichen Erkrankung haben. Krankheitsängste sind je nach Situation und Persönlichkeit entweder gesunde oder krank machende Reaktionen auf vorgestellte oder reale Bedrohungen von Leib und Leben. Das Problem ist nicht die Angst vor lebensbedrohlichen Krankheiten an sich – denn wer sein Leben liebt, wird fürchten, es zu verlieren –, sondern vielmehr, wie man mit ihr umgeht.

Möchten Sie abschließend einen kleinen Test machen, wie konstruktiv oder selbstschädigend Sie mit der Vorstellung einer ernsthaften Krankheit umgehen können? Stellen Sie sich einmal vor, Sie müssten folgende wahre Begebenheit durchleben:

Sie gehen mit 55 Jahren zum ersten Mal in Ihrem Leben zu einem Facharzt für Innere Medizin, um ein Belastungs-EKG zu machen. Sie möchten bei Ihrem seit längerem vorhandenen »Altersdiabetes« mit guten Laborwerten konsequent ein gesundes Leben führen und neben der Ernährungsumstellung auch noch ein angemessenes sportliches Bewegungsprogramm beginnen. Der Arzt soll daher Ihre optimale Pulsfrequenz ermitteln. Völlig unerwartet bekommen Sie folgende Diagnose: »Horizontale ST-Streckensenkung unter Belastung um 0,2 bis 0,3 mV links präkordial.« Der Arzt übersetzt Ihnen als medizinischem Laien den Befund: »Sie haben eine beachtliche Ischämie unter Belastung, also eine Blutunterversorgung Ihres Herzmuskels.« Er verordnet Ihnen sofort wegen der potenziellen Herzinfarktgefahr die vorbeugende Einnahme von täglich 100 mg Aspirin und empfiehlt Ihnen dringend eine weitere Abklärung. Sie werden zu einer Thalliumszintigraphie überwiesen, wo nach Verabreichung einer radioaktiven Substanz neuerlich der Blutfluss in Ihrem Herzen während eines Belastungs-EKGs untersucht wird. Bei dieser Untersuchung wird der Erstbefund bestätigt: »EKG-Veränderungen, kleiner reversibler Ausfall apikal – bis in den distalen inferioren Bereich«. Der Verdacht auf eine koronare Herzerkrankung wird nun schon durch zwei Befunde erhärtet.

Sie können sich noch gut daran erinnern, wie Ihre Mutter vor über einem Jahrzehnt mit 70 Jahren an den Folgen ihrer Diabetes-Erkrankung verstarb – weil sie ihre Erkrankung viel zu wenig ernst genommen hatte. Sie denken an Ihre eigene Zukunft und machen sich bewusst, dass Sie eine Partnerin und fünf Kinder im Alter von 16 bis 29 Jahren haben, von denen drei noch jahrelang studieren werden. Alles hängt von Ihnen ab: Ihr Herz muss funktionieren, weil es einfach nicht versagen darf!

Nun steht Ihnen ein dreitägiger stationärer Aufenthalt auf einer kardiologischen Abteilung bevor, wo sich durch eine Herzkatheter-Untersuchung entscheiden wird, was mit Ihrem Herzen wirklich los ist. Sie liegen dort in einem Vier-Bett-Zimmer mit drei Männern zusammen, die den ganzen Tag über nichts anderes reden als über ihre koronare Herzerkrankung. Jeder von ihnen hat schon mindestens zwei Stents eingesetzt bekommen und möchte Ihnen aufgrund seiner eigenen Krankheitsgeschichte umfassend erklären, wie Ihr Leben als Herzkranker weitergehen wird. Wie fühlen Sie sich jetzt, wenn Sie sich ganz in diese Situation hineinversetzen und auf die endgültige Diagnose warten?

Zu Ihrem Glück erfolgt im Krankenhaus die Entwarnung durch die Entlassungsdiagnose: »normales Koronarangiogramm«. Am Entlassungstag gibt Ihnen der Kardiologie-Professor noch folgende Informationen und Ratschläge mit auf den Weg: »Sie haben eine Mikroangiopathie wegen Ihres Diabetes, kardiologisch ist dies jedoch nicht relevant. Wahrscheinlich werden auch weitere EKG-Befunde wieder pathologisch sein. Setzen Sie Aspirin sofort ab, sonst bekommen Sie unnötigerweise eine Gastritis. Sie können normalen Gesundheitssport machen, aber keinen Leistungssport.«

Wenn Sie keine besonderen Krankheitsängste haben, werden Sie jetzt über das Untersuchungsergebnis froh sein. Wenn Sie allerdings schon seit längerem von einer Hypochondrie geplagt werden, können Sie neuerlichen Grund zur Sorge haben: Würden Sie wirklich eine Gastritis bekommen, wenn Sie im Fall einer koronaren Herzerkrankung Aspirin unbedingt nehmen müssten? Warum sollten Sie, auch wenn Sie ohnehin nie auf diesen Gedanken kämen, keinen Leistungssport machen, obwohl Sie herzgesund sind? Sind Sie vielleicht doch nicht so gesund, wie die Herzkatheter-Untersuchung ergeben hat? Würden Ihnen andere Fachleute wirklich genau dasselbe sagen? Sollten Sie nicht nach einem halben Jahr zu einem anderen Facharzt für Innere Medizin und in ein anderes Krankenhaus gehen, um sich neuerlich untersuchen zu lassen? Dort könnte es vielleicht eine bessere kardiologische Abteilung geben, wo man mit anderen Untersuchungsmethoden doch noch genau das findet, was Sie auf keinen Fall haben möchten.

Wie Ihre Organbefunde auch immer sein mögen – es liegt in Ihrer Hand, ob Sie ein Leben führen, das vom Streben nach Erhaltung oder Verbesserung Ihres Gesundheitszustandes getragen oder das von der Befürchtung, immer kränker zu werden, überschattet ist. Die erste Möglichkeit wählt jedenfalls der Fachautor dieses Buches, der im Herbst 2007, zu Beginn der Arbeit an diesem Buch, diese Erfahrungen genauso wie beschrieben gemacht hat.

Ängste um Ihre Gesundheit sind völlig normal. Krankhaft werden sie erst dann, wenn Sie ständig nur von Arzt zu Arzt laufen, um zu erfahren, dass Sie keine lebensbedrohliche Krankheit haben, gleichzeitig aber weder auf ein zufriedenstellendes Leben im Hier und Jetzt achten noch bemüht sind, einen krankheitsschädlichen Lebensstil zugunsten eines möglichst gesunden Lebens aufzugeben.

Wir möchten Sie durch unser Buch ermutigen, Ihre Krankheitsängste vorerst einmal anzunehmen und ein Leben nach Ihren zentralen Werten und daraus abgeleiteten Zielen zu führen, sodass Sie jeden Tag das Gefühl haben, das Bestmögliche daraus gemacht zu haben.

Literatur

Abramowitz, J. S. & Braddock, A. E. (2008). Psychological treatment of health anxiety and hypochondriasis. A biopsychosocial approach. Göttingen, Cambridge (USA): Hogrefe.

Asmundson, G. J. G. & Taylor, S. (2005). It's not all in your head. How worrying about your health could be making you sick – and what you can do about it. New York: Guilford Press.

Asmundson, G. J. G., Taylor, S. & Cox, B. J. (Hg.) (2001). Health anxiety. Clinical and research perspectives on hypochondriasis and related conditions. Chichester, GB: John Wiley & Sons.

Bandura, A. (1997): Self-efficacy. The exercise of control. New York: Freeman.

Baur, S. (1994). Die Welt der Hypochonder. Über die älteste Krankheit der Menschen. München: dtv.

Bleichhardt, G. & Martin, A. (2010). Hypochondrie und Krankheitsangst. Göttingen: Hogrefe.

Bleichhardt, G. & Weck, G. (2010). Kognitive Verhaltenstherapie bei Hypochondrie und Krankheitsangst. 2., aktual. Auflage. Heidelberg: Springer.

Dilling, H., Mombour, W. & Schmidt, M. (Hg.) (2008). Internationale Klassifikation psychischer Störungen. ICD-10, Kapitel V (F). Klinisch-diagnostische Leitlinien. 6., vollst. überarb. Auflage. Bern: Hans Huber.

Furer, P., Walker, J. R. & Stein, M. B. (2007). Treating health anxiety and fear of death. A practitioner's guide, New York: Springer.

Geyersbach, U. & Wieland, R. (2004). Schöner leiden. Die schönsten Krankheiten und die größten Hypochonder des Universums. Berlin: Argon.

Lütz, M. (2005). Lebenslust. Wider die Diät-Sadisten, den Gesundheitswahn und den Fitness-Kult. München: Knaur Taschenbuch.

Morschitzky, H. (2007). Somatoforme Störungen. Diagnostik, Konzepte und Therapie bei Körpersymptomen ohne Organbefund. 2., erw. Auflage. Wien: Springer.

Rauh, E. & Rief, W. (2006). Ratgeber Somatoforme Beschwerden und Krankheitsängste. Informationen für Betroffene und Angehörige. Göttingen: Hogrefe.

Rief, W. & Hiller, W. (2010). Somatisierungsstörung. 2., aktual. Auflage. Göttingen: Hogrefe.

Salkovskis, P. M. & Ertle, A. (2000). Hypochondrie und Gesundheitsangst. In: J. Margraf (Hg.), Lehrbuch der Verhaltenstherapie. Band 2: Störungen – Glossar. 2., vollst. überarb. u. erw. Auflage. Berlin: Springer, S. 165–187.

Starcevic, V. & Lipsitt, D. R. (Hg.) (2001). Hypochondriasis. Modern perspectives on an ancient malady. Oxford: Oxford University Press.

Taylor, S. & Asmundson, G. J. G. (2005). Treating health anxiety: A cognitive-behavioral approach. New York: Guilford Press.

In Krisenzeiten die Seele stärken

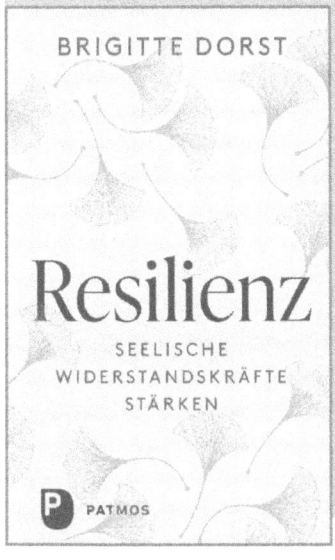

Brigitte Dorst
Resilienz
Seelische Widerstandskräfte stärken

Überarbeitete und aktualisierte Neuausgabe

176 Seiten, 12 x 19 cm
Hardcover
ISBN 978-3-8436-1456-6

Die gegenwärtigen weltweiten Bedrohungen beeinträchtigen das Lebensgefühl vieler Menschen. Aber auch persönliche Lebenskrisen – ausgelöst z.b. durch Verluste, Trennungen oder schwere Erkrankungen – sind sehr belastend. Was kann helfen, Krisenzeiten zu überstehen? Anschaulich beschreibt Brigitte Dorst: Es gibt Widerstandskräfte der Seele, die uns helfen, gelassener zu werden und in schwierigen Lebenssituationen seelisch im Gleichgewicht zu bleiben. In der Psychologie werden sie als Resilienz bezeichnet.
Die erfahrene Jung'sche Analytikerin und Psychotherapeutin zeigt, wie wir mit den heilenden und Halt gebenden Tiefenschichten der Seele in Kontakt kommen können. Mit Hilfe tiefenpsychologischer Übungen ermöglicht sie den Leserinnen und Lesern, ihre Resilienzkräfte zu stärken, zu mehr Vertrauen und Zuversicht zu finden und Krisen besser zu bewältigen.

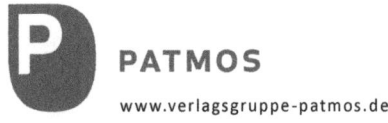